待合室のミニカルテ

はじめに

病院の待合室にはそれぞれのドラマがある。病気以外にも悩みや不安を抱えているかもしれない。

気晴らしのため、一般的な待合室にはテレビが置いてある。皆が一斉にそちらに向かって座っている。混み合う長椅子、見知らぬ人と人の距離が微妙に近い。普段は楽しく見るはずのテレビが何かしら、その番組に没頭できない。おまけにチャンネルの選択権もない。皆の顔つきもどことなく明るくない。そこでふと横の壁に目を見張ると、啓蒙の意味を込めた「早期がん発見のために健診を受けましょう」などのキャンペンポスターをみる。しかし、本人が内心、癌を気にして受診したとしたなら、心臓の鼓動を高める効果しかない。待合室において平静な気持ちで時間が過ごせる環境づくりは病院側の大きな課題でもある。

本人だけでなく、付き添う家族も心配をする。「変な病気だと言われたら・・・」と取り越し苦労かもしれない不安がどうしてもつきまとう。中には「具合が悪くても明日の仕事は休めない、安心して早く帰りたい、早く処方薬をもらいたい、早く注射をしてほしい」など、気持ちが切迫した状況で待っている患者さんも多いだろう。様々な理由で待合室において順番を待つ時間は実際よりも長く感じるものだ。

さらに病院の玄関に足を踏み入れただけでも、心理的に緊張しやすい方も結構おられる。「病院の雰囲気は別にどうもない、平気だ」と思う方でも、不安そうな人たちの光景に影響され、多少なりとも心拍数は上がるだろう。

待合室には備え付けの自動血圧計を見かけることが多い。緊張せずに自分のペースで血圧を測定してもらう目的がある。「朝の自宅の血圧は正常だったのに、あれおかしい、血圧が上がっているぞ」と言われる。中には「この血圧計は壊れているんじゃないか」とやや憮然として、診察室に入ってこられる方もいる。

ヒトはちょっとでも緊張すると、それを反映して血圧が上がりやすい動物だと思う。結婚式など人前で、スピーチを上手にこなそうとする場面を想像してみてほしい。もしも、横で誰かが血圧計をまいてその数字を実況中継したら、ひどいものだと思う。診察室も同じようなものだ。症状をどのように伝えようかと考えながら、診察台や椅子に腰かけ、見つめ合った瞬間、緊張がクライマックスに達する。医学では白衣高血圧という用語がある。しばしばドクターの前、時にはナースの前で血圧が大きく変動する様を言い表す。最近では、それを意識してか、白色を避けてカラフルなものがふえてきたような気がする。

このように血圧や心臓の鼓動は待合室にいる時から序奏がすでに始まっており、診察室では最高潮に達する。そこで待合室にいる間から、何かしらリラックスできる雰囲気作りが出来たら、どんなにか素晴らしいと常々、思う次第である。

気晴らし上手な方は、自分の好きな本に集中したりする。知り合いの人を見つけては話しかけ、おしゃべりに興じるご婦人方もいる。「あら、ごめんなさい、もう呼ばれたわ」と言いつつ、診察室に入ってこられる方もいる。しかし、下を向いて床を眺めながらじっと静かに順番を待っている人は要注意かもしれない。その中にはきっと具合が悪い人がいるからだ。

外の待合室と中の診察室を行き来する看護師の姿も待合室ならではの光景だ。医療側では待合室の状況を常に気にしている。ベテラン看護師なら診察室いる医師に、特に具合の悪そうな人の様子などを手際よく伝える。その人の病態をある程度見極め、早めにお呼びすることもある。そのためには周囲で待つ他の人への配慮と協力も必要となる。

トリアージという言葉をご存じだろうか。災害や事故現場などでよく使われ、多数の負傷者がいた場合、その重症度に応じて治療の優先順位を決めることだ。実は待合室でも少し似たような考え方がある。他の人の順番を乗り越えて、優先的に診察することは、簡単なようで実はやりくりが大変だ。

また、協力してもらう他の患者さんも、それぞれ何らか具合が悪いし、平常な心境ではなく、病院の待合室にいる。そんな状況下で、他人を思いやることは簡単ではない。「心や体に余裕のない状況下においても、優しい気持ちを持ち続ける」ことは待合室ならではの課題であろう。時として倫理的なテーマも見え隠れする待合室は、医師として大切にしたい空間でもある。

本のタイトルである「ミニカルテ」の由来は著者の所属する病院で実際に用いられている「医師と書くミニカルテ」という名前を付けた手帳からヒントを得たものである。そのミニカルテには、診察時に記載した電子カルテの内容をそのまま載せてある。医学情報を患者さんに公開するため、時代に先駆けて一九九九年から当院で始めた情報公開システムである。実際のカルテ内容をプリンターで印字した後、スタッフがはさみで切り取り、ミニカルテに糊付けする。時を経た今でもアナログ的作業のスタイルは変わらない。手間のかかるミニカルテだが、どことなく温かみを感じる手帳でもある。それを手渡す際、その場で間違いがないかを互いに確認できることも利点だ。そうすることで、患者さんと医師との信頼関係を構築することにも役立っている。今やなくてはならない大切なミニカルテとなっている。

このアイデアは病院の創設者である岡村一博氏によるものである。その理念は「より良い医療をこの地域に」である。理念の中核をなすものは、高度医療、親切医療、チームワーク医療の三つの標語だ。手作りのミニカルテを発行することで、医療情報を正しく理解して頂き、共有してもらう。悩みや不安をいっしょに解決しようという親切医療の一環である。

従来から、カルテの記載といえば、小難しい専門用語ばかりと思うのが一般的だ。しかし、手帳に医学情報を公開する以上、専門用語をできるだけ避けた。その代わりとなる、理解しやすい平易な日本語を捜し、専門用語から置き換えるという医師側の地道な努力も強いられた。英語などはカルテ内に一切記載しない。すべてを日本語のみで統一するようにカルテ内の記述には規制が設けられた。最初の頃は、医師たちも書きなれないスタイルに、もどかしさを感じた。しかし、医師側も文章でわかりやすく伝えるコミュニケーション手段を磨くための良い機会を与えられた日々でもあった。

このミニカルテは患者さんサイドでも日頃の血圧日記として手書きをしたり、次回の診察時に聞きたい疑問点や質問を書いておく手段にも利用してもらっている。

それ故、単なるミニサイズのカルテという意味ではなく、親しみやすさを追求した手帳サイズの「ミニカルテ」である。

さて、この本は著者が産経新聞岡山版に「待合室のミニカルテ」のタイトルで二〇一四年四月から約四年にわたって連載した医学コラムを編集したものである。

ありふれた医学症状の深い意味を、わかりやすく解説することをモットーに、書き下ろした。医師が使い慣れた専門用語をできるかぎり噛み砕き、興味をもってもらえるように記載することを心掛けた。

新聞のコラムには、季節感や時の話題が盛り込まれたりすることが一般的だ。筆者もそれぞれの医学記事に季節感を盛り込むよう、工夫を凝らした。どんな季節に読まれたとしても、その頃の待合室の情景が目に浮べば、幸いである。リラックスして読んでいただき、本書を通じて、待合室での季節感を感じていただけるとうれしい。

二〇一九年七月

目次

睡眠シリーズ

めまいシリーズ

嚥下シリーズ

睡眠シリーズ

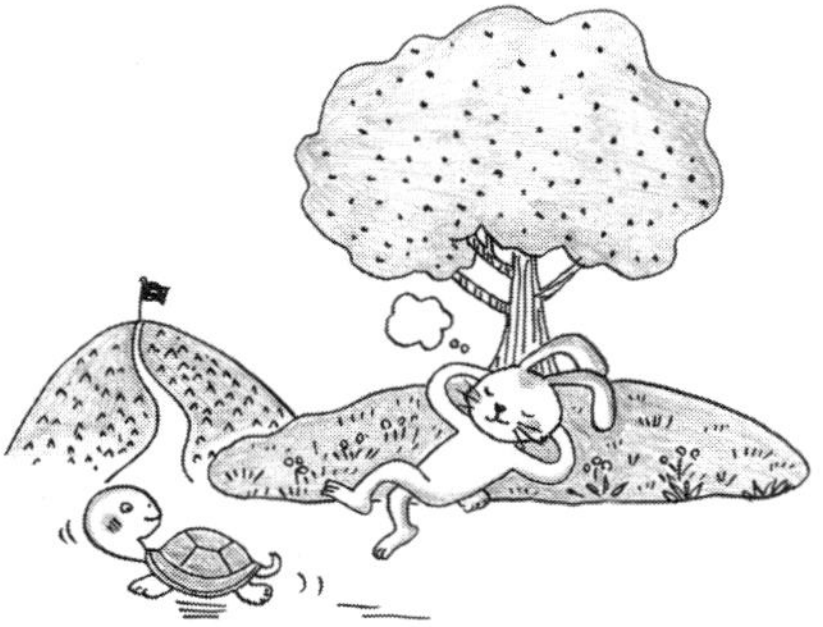

意外と多い睡眠時無呼吸症候群

人間はなんでこんなにもよく息が止まるのだろうか。夜遅く病院の片隅で睡眠検査をしているといつもこんなことをふと感じてしまう。

仮説によれば、ヒトではおしゃべりをし過ぎた罰で「舌が腫れ上がって大きくなり過ぎた」からとか、立って歩くようになり、頭と首と胴体のバランスをとるために「顎が後退したため」とも言われる。

当院では睡眠専門外来を初めて、早くも二十年近くたつ。日本人はこんなにも多くの人が睡眠時無呼吸症候群の予備軍なのであろうか。統計上、少なくとも要治療群は二百万人以上と言われている。境界領域の方も含めるとおそらくその三倍以上はいるだろう。糖尿病の罹患率にせまる。特に我々アジア人は、欧米人にくらべて体格も小柄で顔も小作り、草食系で顎も小さいのでなりやすいと言われている。五年程前から中国人の人間ドックもおこなっているが、やはり睡眠時無呼吸がよく見つかる。ひょっとしたら、彼らは日本人よりもなりやすいのかもしれない。よく見ると日本人の顔つきと中国人のそれとは一見して違っている。日本人は人種的なルーツで言えば、南方系と北方系の混血であると言われているからか。

その簡単な見つけ方は横顔を見て、下顎と首とで作るそのラインを見るとそのなりやすさがわかる。「く」の字の形が良い。片流れのような屋根のような形だとまずい。以前、授業の講義の中で、大学生たちに結婚するなら相手の「目」を見るのではなく「顎」を見て結婚しなさいと、冗談を言ったことがある。つまり、肉食系の男子のような顎の形を選びなさいということだ。しかし、時代の流れは逆行している。草食系男子がなぜか勢いがあり、かっこよく見える。

稀に落とし穴があり、検査してみると、非常に顎の発達が良さそうに見える人がひどい無呼吸であったりすることがある。かなり太っているとか、寝酒が多いなどの別の因子をもっている。

一般的に、肥満の方が無呼吸症になりやすいのだが、稀に、やせてスリムな若い女性がどうしてと、驚いてしまうことがある。よく見るとやはり小顎である。睡眠検査の結果を統計すると、やせ型で無呼吸が多いのはご年配の女性のようである。特に更年期を過ぎてからの女性に多く、ご注意を頂きたい。また、このような方ではとくに夢を見ているときに、際立って、ひどくなることも特徴のようだ。

「私は夢なんか見ないで、熟睡しているから大丈夫」と言われる方も、睡眠検査にて脳波の測定をすると、ちゃんと夢はみている。夢を見ない人はまずいない。「夢」は人生においても、睡眠にとってもとても重要な「鬼門」である。睡眠に悩んだら一度、睡眠検査専門施設で、どんな「夢」をみているのか調べてもらうことをお勧めする。

夢と血圧の熱い関係

人など恒温動物にはレム（夢を見ている）睡眠とノンレム（夢ではない）睡眠の二つの眠り方があり、脳波上、明らかに両者は区別できる。夢の間、私たちの脳では一体、何が起きているのだろうか。

強風に揺れ動く凧のようにキョロキョロと目玉が動き、まるで起きている時と同じような活発な脳波が、夢の時に出ている。この夢枕上では、休んでいたはずの脳が急に興奮し始める。そして自律神経は活発に活動し、血圧も上がれば脈も速くなる。ちなみに「目が速く動く」睡眠という意味で「レム」睡眠と名付けられていて、夢を意味するものではない。

さて多くの現代人は不眠や睡眠不足で悩まされている。その数、二千万人以上とも言われる。この悪い睡眠状態が慢性的に長期間続けば、血圧が高くなることはご存じだろうか。検診などで高血圧症が見つかれば、見透かされたかのように「塩分を取り過ぎていませんか」、「えぇ漬物が好きなものですから」と決まり文句のような会話が飛び交う。大概、それ以上、高血圧の原因を追究することもなく、医師から降圧薬が処方される。医師も薬を出すことでひとまずトラブル回避ができ、安心してしまう。

実は、ここに大きな落とし穴がある。解明できる高血圧の原因のトップは、睡眠の問題であるからだ。その睡眠の質が良いのか、悪いのかを、さらに一歩、踏む込む必要がある。「塩罪」は確実に審判しないといけないが、睡眠時無呼吸症が「真犯人」であることが解ってきた。夜間の無呼吸が起こる度に、少し血圧と脈が上がり、ほどなく、また元へ戻るなどを頻回に繰り返している。毎晩、毎晩なので、数年たてば、とうとう高血圧になるというわけだ。まるでアイドリング状態にあるエンジンの回転数を、睡眠中の無呼吸数だけアクセルを軽く踏んで上げているような状態である。当然、起床時に血圧が高くなるというのも頷《うなず》ける。

つい最近、人間ドックの高血圧基準が緩和され、やれやれと胸をなでおろした方もいるだろう。とは言え、高血圧の原因を調べていなければ、決して油断してはいけない。日本の高血圧有病者は約二千万とも言われている。三―四月頃のスギ花粉症にも劣らないくらい、多い国民病である。従って、多くの高血圧症の方々が睡眠の良し悪しを、一度は調べなくてはならないだろう。しかし、「睡眠の健診」はコスト、手間、マンパワーの問題で実施されず、医師も、患者も、誰もわからないまま見過ごされ続けているのが実態である。しかも、この「息が止まる現象」は夢を見ているレム睡眠中に多く出現するので、判断するための精密睡眠検査は、とても煩雑で、時間もかかる。

夢を見ているレム睡眠は六十―七十分くらいの周期で現われ、約十五分間ほど持続する。まるで、周期的に押し寄せてくる波のようなものである。その周期的に現れる「夢」とその時に出現しやすい「無呼吸」との出会いを、精密検査を用いて、医学的根拠をみつける必要がある。即ち、夢と高血圧は宿命的、運命的な出会いを私たちが知らないうちにしているようである。夢の量と質は脳の健康のバロメーターとも言われている。夢の時間が多すぎるのも、夢を完全に奪うのも、精神医学上で異常や変化が現われてくるようだ。本当に、まだまだ解らないことだらけである。

「良い夢を見たい」、でも無呼吸によってさらに血圧が上がるから「夢は怖い」、そんな悩みのお助け人として、睡眠専門医師の窓口を利用していただきたい。

安眠、誰に足をすくわれる？

「睡眠中、勝手に足の筋肉が痙れんしているって、まさかそんなことが・・・」と言われる。しかし、睡眠検査をしてみると、よくある病気のようだ。

「そう言われると私、明け方に足がひきつって痛くて飛び起きるの。きっと塩からいものを食べすぎているからでしょ」と変に納得してしまう方もおられるはず。これは誰もがよく知るこむら返りであり、これとは違う病気を示している。実は、こむら返り自体も梅雨のこの時期に起こりやすい。熱中症とも少し関連するからだ。汗をかきやすくなる季節であり、食中毒にもかかりやすい時期では、体のイオンバランスが乱れやすい。「そんなことわかっていますって、イオンが大切でしょ」とスポーツドリンクと仲良くしていると、これまた落とし穴がある。ペットボトル症候群とまではいかずとも、おいしいブドウ糖や果糖をお腹の中へせっせと貯蓄することになる。一体、何が良くて何が悪いのか、ちっとも解らない。

　真に体に良いスポーツドリンク、実はとてもまずい。別に飲料メーカーと対決する気はないが、ほうじ茶に塩を一つまみ少々でも、事足りる。この時期、蒸し暑いので布団から足を出して眠る。明け方、足が冷えてしまう。そして疲労物質が足に留まりやすくなり、ふくらはぎの筋肉が悲鳴を上げるというわけだ。

　しかし本題はこれから。不眠の方の中で、本人も周りも気づかず、睡眠中に足がピクピク周期的に動くという「なんとも奇妙な現象」が起きることがある。そしてあなたの大切な睡眠を奪い続け、足元から安眠を脅《おびや》かしている。足が動くと、時には眠りが浅くなって、目をさましそうになる。またその間、血圧も脈も上がる。その名は周期性四肢運動障害と聞きなれない「手ごわいやつ」である。病院で睡眠検査をしていると、こやつ、ちょいちょいとお出ましになる。中には中途半端ではなく、ひどい方もおられる。さらに睡眠時無呼吸症候群に合併していれば、不眠の原因をより複雑にする「共犯者」でもある。周期性四肢運動障害の数、実態がつかめないが、とにかく多い。しかも、病院で睡眠検査をしなければ解らないのが厄介《やっかい》だ。

しかし、有力な「重要参考人」が捜査線上に見えてきた。それは起きている時におこる病気だ。そして夕方になるにつれ、強く現れる。その病気は「むずむず脚《あし》症候群」とふざけたような医学名をもつ。改訂名、「下肢静止不能症候群」と何とも無骨な名称を頂いている。足のむずむず感はかなり深刻で、そのためすぐに寝つけず、不眠となる。人知れず悩んでおられるが、病気とは思わっていない方も多いようだ。

むずむず脚症候群の有病率は最低でも二百万人以上、女性に多いので鉄不足の貧血とも関係すると言われる。二十代の方にもあり、年齢と共にふえ、六十歳以上の女性で特に多い。そして八十%の方が前述べた睡眠中の気がつかない足の痙攣も一緒に持っている。

むずむず脚の症状は夕方から夜寝る前にかけて非常に強くなり、足を動かしたい異常感覚で入眠できない程である。じっとしているとひどい。運動して足を動かすと、少し落ち着く。昼間でも、狭い劇場とか、飛行機のエコノミークラスの座席等で、強制的にじっとさせられる場面では、足の辛さでゴソゴソと動きたくなるのも特徴だ。

楽しいはずの夕暮れのコンサート会場で、ご一緒した友人に、もしもこのような方がおられたら、「最近、快適に眠れている?」と話題提供をしてみてはいかがか。意外とその一言で、不眠の悩みから「救われる」友人がいるかも知れない。

睡眠中のその姿勢、大丈夫?

夏休みになれば、ぜひ家族で、近くの動物園などにも足を運んでもらいたい。暑さの中、木陰で居眠りしている彼らの姿勢に注目してみると面白い。チンパンジーも含め、多くの四足動物では伏せて寝ていることに気づくはずだ。二足歩行の私たちヒトでは、腹を上にして安眠していることが多く、対照的な感じがする。

そこで睡眠外来において、睡眠時無呼吸症の方には「横寝の徹底」をアドバイスしている。「えっ、それって普通ではないの」「うちのペットだって時には仰向けに寝ているぞ」と疑問に感じる方もいるだろう。

ヒト以外の動物とヒトとは根本的にどこが違うのだろうか。よく観察すると、彼らの背中の形は、切妻造の屋根に似ており、仰向けでは不安定となり、片方へ傾く。一方、人ではフラットな陸屋根の背中であり、仰向けの方が安定感が良い。「じゃ、やっぱり仰向けよね」ということになる。だが、私たちにはりっぱな重たい舌があり、これが時に災いする。大きくなった舌の進化のおかげで非常に巧みな音を操り、音声言語というツールで複雑なコミュニケーションができるようになった。

ここでのキーワードは「重力」だ。地球上に住む私たち動物はすべて、それに見合う「ワンG」という重力に適応して、生きていかねばならない。だが、人は進化の過程で大脳を発達させ過ぎた。そのため、頭や顔の形も変化させ、音声を操るための巨大化した舌をもったようだ。

ちなみに、身近なペットの舌を見てみると、ペラペラの薄さである。我が家の愛犬に、人がしゃべる言語を真似させようと、いくら教え込んでも、しゃべろうとしない。いや、しゃべれない。でも、彼らは命令される音声言語だけは、ちゃんと理解しようとする。薄いベロでなめることは「犬」の得意でも、おしゃべりは点でだめであり、大の苦手である。「ワンダフル」な音を作り出すには限界がある。

　話を元に戻そう。進化の過程において、人ではその舌が、睡眠中に大きく重力の影響を受けてしまう運命を頂いた。重たく体積のある舌本体（舌筋）をエレベーターに例えるなら、その落下を防止するロープの役割は、下顎に付着するオトガイ舌筋という別の筋肉が担う。これらが「ワンセット」で、口の中に存在する。このロープは、夜であっても、一定の力で常に働いてもらわないと困る。しかし、夢や深い眠りの時に、どうも感度が鈍くなるという弱点をもっている。その際の睡眠では、誰でも少しだけ、舌が落下してしまう。もしも、奥にある息するスペースに余裕がないならば、息の通り道を塞ぐという非常事態が起こる。即ち、程度の差こそあれ、睡眠時無呼吸はすべてのヒトに起こりうる可能性を秘めていることになる。

　それ故、動物たちに「その寝方のコツ」とやらを教わりたい。しかし、現実的にはうつ伏せ寝の姿勢は首が痛くなり、彼らの真似はそう簡単にはできそうもない。そこで少しでも、「横寝する」という妥協点を見つけ、舌にかかる重力の影響を小さくしたい。

今日から、「私の睡眠は三つの枕」と標語にしたらどうだろう。追加するのは、腹側を支える「抱き枕」と、背中をサポートする「寝返り防止の枕」だ。そして頭と首を支える、程よい高さの「通常枕」である。これらを用いて、睡眠中の姿勢習慣を変えてみてはいかがなものか。きっと素敵な夢に出会える日が来るのではと、期待したい。それでも熟睡感がないなら、睡眠検査を行っている病院でぜひ相談してほしい。

無重力で寝てみたい？

夏休みの頃は、子供たちに夢のある「真夏の夜の夢」のような話がしたくなる。人類は知的好奇心の塊だ。いつまでも好奇心を持ち続けられるから、人間らしいのではなかろうか。ヒトと同じく、イルカなどの知的海洋生物も、好奇心をもつ動物のように思われる。クルーズなどを楽しんでいると恐れを知らずに、わざわざ集まってくる習性がある。「遊ぼうよ」とばかり。だからこそ、人はイルカに強く共感するのかもしれない。

ところで、イルカたちは水中でどんな眠り方をするのだろうか。驚くことに、片目を閉じ、片目を開けて眠るという、器用で不思議な睡眠をとる。暗黒となる海の世界では、潮流などの危険があり、体を傷つけないために適応し、進化したのではないかと言われる。そのため、睡眠中は交互に休む脳を、定期的に変えているようだ。

好奇心といえば、その英語名のとおりの「キュリオシティ」君がいる。人の好奇心を乗せたロボットである。米国NASAでは、本気で人類を火星に移住させようと、壮大な計画を立てている。人類が火星に行くには、今の技術では二年くらいはかかるそうだ。その足がかりは建設中の宇宙ステーションなのかもしれない。地球上の「一G」から、無重力の「ゼロG」でしばらく暮らし、体を適応させた後に、他の惑星に向かうことも可能であろう。

そこで、無重力下の睡眠は快適なのだろうかと、好奇心が騒ぎ出す。宇宙飛行士たちは、宇宙に出る前に、まずは地球上の深いプールの水中で、無重力に似た模擬訓練をするのだそうだ。無重力では上下は関係ない。まるで、水中のイルカの泳ぎや眠りをお手本にした生活をしなければならない。

ところで、意外にも無重力下の生活で、最も人を悩ませるのは乗り物酔いだそうだ。小学生の時の遠足で誰もが経験した、あの嫌なむかむか感と気分の悪さである。無重力下の睡眠は、ハンモックに揺られ、その中でゆったりと眠るような、一般的なイメージをもってしまう。しかし実際は、その宇宙酔いの克服のため、プカプカと浮遊すると危険であるためなどで、船体の横壁に体を固定し、「立って」眠る。なんとも窮屈そうな寝方に思われる。宇宙飛行士の若田光一さんによると、それでも訓練により、快適に眠れるのだそうだ。逆に固定しないと、あちこちに当たり、かえって危険であると言われる。

さらに宇宙飛行士の体験から、夢から目覚めた際、その度、周りの視界が変化してしまうと、人間はどうもパニックになるようだ。そう言われと、我々も悪い夢から目覚めた時などに、現実の見慣れた家の天井や間取りを見ると「あーよかった、自宅で」と安堵することがある。

また、長期的な無重力環境では寝たきり状態と同じなので、骨粗鬆症や筋肉の廃用萎縮による筋力低下の問題もよく報道されている。地球に暮らしているからこそ、重力に逆らえるだけの骨の力や筋力を持ち、適応できているというわけだ。

夜空を見上げ、そう遠くない未来の宇宙時代を想像すると、夏に開催されるサッカーのワールドカップ以上に眠れない真夏の夜となりそうである。テレビの前の観戦だけでなく、フィールドに飛び出し、骨粗鬆症や乗り物酔い防止のため、大いに体を動かし、スポーツを楽しもう。そして今いる地球で生きている喜びを大地の足元の重力から感じてほしい。

どんな「夢」に向かうにも、その実現には体力と睡眠のバランスが重要だろう。一G《ワン》に逆らって、昼間は重力の影響を目いっぱい利用し、程よい運動で体を鍛える。夜は、少し窮屈そうに思えるが、重力の影響がより少ない「横向き寝」で質の良い睡眠をとり、健康維持をしていきたい。

寝る子は育つとは?

休暇をとった家族旅行となれば、日頃、いっしょに寝ることの少ないお父さんも、わが子の寝姿を観察する機会があるだろう。逆に、お父さんのいびきで眠れなかったと、子供たちから「もんく」を言われることもある。

睡眠外来では、時に小児の睡眠についても相談をうける。「寝ると息が苦しそうで心配です」などと。こちらからも、「日頃、寝相が悪く、いびきはかきませんか」と問い返す。さらに「他のお子さんと比べ、体格は小さい方ですか」などとお尋ねする。すると「そう言えば小さいかも」と答えが返ってくることもある。

実は、小児の睡眠時無呼吸もよくある現象である。しかし、子供たちは大人と違い、昼間に眠たいとは言わない。日中は眠気よりも、むしろ多動になり、落ち着きのない行動をとるような症状の方が多くなる。それゆえ、ご両親はわが子の性格や特徴と思い、睡眠時無呼吸症が陰に隠れているとは気づかない。

専門的になるが、小児発達障害の一つである注意欠陥／多動性障害（ＡＤＨＤ）もよく似た症状を示す。その頻度は、小学校一クラスに一人くらいの割合であり、意外に多い。ＡＤＨＤの子供たちは、教室の机にじっとするのが苦手、落ち着きがなく動き回り、頻繁に先生から注意されたりする。ＡＤＨＤと睡眠時無呼吸症は、行動面の共通点があり、間違われやすいので鑑別が必要だ。睡眠中の無呼吸があれば、そのだけ、浅い眠りが多くなる。大人では日中の眠気で集中力が欠けてボーとする反面、学童児では注意散漫となり、周りの環境刺激ですぐに気が散ってしまいやすくなる。それゆえ、落ち着いて勉学に打ち込むことも困難となる。

いずれの病気にしてもその行動特性からすれば、集団という刺激の中では、学業成績の低下に繋がり、影響がでてしまう。これこそ、親としては心配の種である。毛筆を習わせたり、武道などに熱中させたり、静と動のメリハリをつけて、何とかお子さんに良い習慣をつけさせようと努力したこともあるだろう。しかし、その原因が睡眠自体にあるのかもしれないのだ。

そこで、昔からある「寝る子は育つ」という故事が思い浮かんでくる。この故事は、対極にある睡眠時無呼吸症状にも当てはまり、それをうまく表現した名言とも言える。

その医学的根拠は、深い睡眠中には、脳からより多くの成長ホルモンが分泌されることが解明されていることによる。このホルモンのおかげで、子供たちの骨や体は、大人のサイズに向かって成長していく。現代では、成長ホルモンの人工合成が可能であり、治療に用いられている。そのため、同世代の子供たちと比べ、低身長であると判断された場合、小児科医が血液検査で成長ホルモンの分泌が悪くないかを調べてくれる。その際には、睡眠の良し悪しも同時に調べる必要があろう。この時こそ、睡眠専門医や耳鼻科医の出番である。

小児の睡眠時無呼吸症の原因の中には、学校健診などで指摘される「扁桃腺肥大」とか、「アデノイド（鼻の奥にある咽頭扁桃の肥大）」などもある。また、治らないと諦《あきら》めているアレルギー性鼻炎も、悪化因子となる。潜在的に目立たないような軽い無呼吸を持つお子さんで、もしもひどい鼻閉になるまでアレルギー性鼻炎を放置すれば、完全に口呼吸となり、無呼吸がよりひどくなる。

子供たちの将来を考え、最良な睡眠環境を大人たちが提供していかねばならない時代となった。良質な睡眠で「寝る子は」、体はもちろん、行動も学力も大きく「育つ」という先人からの文句の底流に秘められた大切なメッセージを紐《ひも》解き、温故知新へ繋《つな》げたい。

酒は百薬、睡眠薬の長？

現代人は昔の人と比較できない程、仕事や家事に追われ、夜遅くまで働き、多くのストレスに囲まれている。一日の終わりに、酒を片手に、旬の味覚に舌鼓をうつのもよかろう。とは言え、眠れないからと、睡眠薬がわりの寝酒はいかがなものか。お酒が飲めない方も、家族の健康問題として考えてみよう。

よく長寿の祝いのインタビューで、「長生きの秘訣は」と尋ねられ、「晩酌が楽しみなんでね」と、ウイットに富む返答をされるご老人がおられる。司会者も、「酒は百薬の長とは、まさにこのこと」とすかさずコメントする。同じ会話を何度か耳にするうちに、酒は長寿の秘訣だと、誤解した印象をもってしまった。しかし、酒の量やタイミングにはあまり言及はしていない。

専門的には、睡眠時無呼吸症の有無やその重症度によって、かなり酒の印象は違ってくる。そこで、睡眠外来では「お酒の量は」と必ず質問する。すると、多くの答えは

「ええ、少しだけ」と言われる。少し間が空き、「缶ビール一―二本くらいかな」と控えめに言われ、結局、ロング缶だったりする。これではおそらくほろ酔い加減で、気持ちよく寝入ってしまうだろう。やがていびきをかき、熟睡しているかのような光景を見る。「疲れているから、いびきもかくよね」と、家族も思いやるかもしれない。

実は、睡眠中に残るアルコールの濃度は、睡眠時無呼吸がある方にとって、大敵である。他の動物の舌（舌筋、俗にタンと言ったりしている）が口の中に占める割合より、ヒトの舌は相対的に大きくて重たい存在である。即ち、重力の影響を強く受けやすいのだ。睡眠中に重力に逆らい、舌本体を引き上げるロープの役割をするのが、下顎に付着するオトガイ舌筋である。この筋のおかげで、口の奥の気道が、巨大な舌の容量で押し潰ぶされずにいるわけだ。しかし、寝酒などでアルコール濃度が睡眠中も残れば、このロープの筋力までも確実に弱めてしまうので問題が発生する。

さらに睡眠時無呼吸症の方の特徴の一つは、口腔の容積自体が舌に比べて相対的に狭いことにある。口腔の広さは上下の顎の大きさや顔の形によって規定され、大概は親から引き継がれた素因でもある。無呼吸症のある方の口腔の広さと舌の大きさの相対的な関係は、地震対策として倒れないようにロープで固定された大きな家具を、狭い部屋に置いてあるようなものだ。従って、無呼吸症があれば、そのロープの役割も一段と重要な意味をもつ。無呼吸をもつ方が、羽目を外して深酒をすると、睡眠中にロープが有効に働かず、大きな舌の重みで息の通り道を完全に塞いでしまう。結果、ひどい夜間の酸素不足に陥り、翌朝に二日酔いどころか、ひどいめまいに襲われ、吐いてしまうようなことにもなりかねない。

ところで高齢者の方の中には、不眠症のために、医師から睡眠薬をもらっていることもめずらしくない。この睡眠薬とアルコールとを掛け合わせると、相乗効果でさらにロープの張力をおとしてしまう。また睡眠薬の種類によっては、ロープ自体をも弱めるような副作用もあるので、医師と相談する必要もあろう。どうやら現代社会では、「酒は百薬の長」の故事は、睡眠時無呼吸症や不眠症が多い現代人には必ずしも当てはまらないように思う。昔の人の生活は、明るい夕刻に貴重であった酒を適量楽しみ、暗くなったら、薄暗い行燈《あんどん》の光では夜更かしもできず、ほどなく眠っていただろう。

睡眠時無呼吸症の方へは、酒と上手に付き合うアドバイスを必ず行う。それは「寝る頃には、アルコールの濃度が薄らぐような飲み方や量なら、楽しめますよ」と丁寧に説明している。なぜなら、全くのアルコールなしの人生は世界的、歴史的にも想像し難いからだ。さりとて酒を美化せずに、アルコールと睡眠への正しい知識をもって、今後も酒を楽しんでもらいたい。まずはアルコールが残った状態で、いびきが一段と強くなる方は睡眠外来にてご相談あれ。

秋の夜長に孤独な心臓の悲鳴が聞こえる

心臓は私たちが気づかないところで長い間、地道に貢献してくれ、その点ではご苦労さんと功労賞をおくりたい心境である。スポーツクラブですこし無理をさせたから、せめて睡眠中には休養させたいと思いやっても、ひたすら夜鍋をしてくれる。

しかし、夜間の睡眠中に無呼吸があって、長い間放置すれば、心臓というポンプに多大な負担や迷惑をかけ続けている。睡眠中は昼間よりペースダウンしているはずの心臓が、睡眠時無呼吸下において過酷な状況に置かれているとは、誰も思いもしないだろう。結果、心臓のポンプが、本来もっている寿命より、早く故障してしまう。即ち、「心不全」と言われる病態であり、心臓のポンプ性能が悪くなってきた状態を言い表す。この無呼吸と心不全の深い関係は、意外に医師の間でも十分に理解されていないように思われる。毎晩、数十回以上も息が止まるこの過酷な状況下で、心臓はどう苦しみもがいているのかを想像してみてほしい。

模擬体験で二十秒程度、息を止める。その後、そのまま口と鼻を塞いで、少しでも呼吸しようと努力してみる。必死に胸を前後に動かそうとしても、抵抗があり動かしにくい。胸の中に格納された心臓には、普段の楽な呼吸に比べ、より強い陰圧が間接的に働く。そして無呼吸から解放された瞬間、爆発的に陰圧が強まり、まるで灯油缶の液体を、手動のスポイドで吸い上げるがごとく、血液が一気に心臓へ流れ込む。睡眠時無呼吸の際に、超音波検査を用いて、心臓の動きをリアルタイムに観察すれば、この現象を簡単に見ることができ、「百聞は一見にしかず」である。

さらに息を吹き返すその瞬間は、脳から交感神経を通じて、心臓のエンジンに命令が下る。結果、エンジンの回転数を上げて、悪条件から早く挽回しようとする。従って、無呼吸から息を盛り返すたびに、血圧や脈泊数が上がる。心臓は無呼吸の数だけ、「夜であっても、もっと仕事せよ」と酷使されることになる。まるで、競争馬が最終コーナーで力を振り絞るよう、鞭で打たれる状況に似ている。

当然、数十秒間の無呼吸は、昼間では想像がつかないような酸素低下となる。かの三浦雄一郎さんがエベレスト登頂に成功した際、影の立役者は途中からお世話になった酸素マスクである。そのマスクなしでは登れないレベルの酸素不足が、夜間の無呼吸によって頻繁におきる。実に不思議極まりない。

さらに長年、放置された睡眠時無呼吸症は、夜間高血圧からやがて日中に認められる、いわゆる高血圧症へと引き継がれる。高血圧を治療せず、心臓ポンプを動かし続けると、余計な駆動エネルギーが必要となって、心臓に重荷を背負わせることになる。それ故、医師は健診などで高血圧を見つけると、早期対処を考え、「はいどうぞ、お薬を」と勧める。もしも、高血圧を未治療のまま数年間、放置すれば、心臓は筋トレ効果でボディビルダーのごとく、「心肥大」の体型へと変化するからだ。

大きく肥大した心臓こそ、スリムな頃に比べ、より多くの酸素が必要な状態に変身する。この肥大した心臓に、今夜も忍び寄る無呼吸に気がつかずにいたとするなら、どうなるか。より多くの酸素を必要とするようになった心臓の筋肉に、無呼吸による絶対的な酸素不足が容赦なく襲いかかる。ついに、心臓のエンジンは悲鳴を上げ、ノッキングを起こし、不整脈となる。結果、心臓のポンプは無呼吸の重症度に比例して、耐久年数を着実に縮められていることになる。

いつもの階段を上がる時、「あれ、なんかいつもと違ってしんどいな」と感じ始めたら、「年のせい？」なんて思わず、高血圧はないか、不眠やいびきはないかと、今一度、胸に手を当て、いや胸に耳を当て、秋の夜長を泣き通す心臓の声を医師に聴いてもらってはどうだろうか。

夜間のトイレ、あなたは何回？

寒い時期には、仕事帰りにリラックスと思い、街中《まちなか》温泉でついつい長居したくなる。体もぽかぽかになったら、湯上りの冷たいビールや飲み物は格別となる。なんとなく腰に手を当て、グィッと一気飲みが最高だ。

健康番組の影響などで、湯上り後の脱水や脳梗塞を危惧し、あえて寝る前に水分をたくさん取ろうと意識している方もいるかもしれない。また、風邪予防として、好んで飲む滋養ドリンクなどにはカフェインやアルコールが含まれていることが多い。すると思わぬその利尿効果も加わる。寝る前に楽しむビールや脳梗塞予防としての過剰な水分摂取は、結果、夜間のトイレ回数が増えて、不眠につながり、逆効果になりかねない。

さらに中高齢者の中には、過活動性膀胱という病気もあったりする。この病気は少しの尿量増加で、急に強い尿意を催し、あわててトイレに駆け込むというものだ。男性では前立腺肥大もこの病気に関係する。このように尿を溜める能力の低下や膀胱過敏の状況により、夜間頻尿が助長される。このため、すでに泌尿器科にお世話になっている方もいるだろう。一体、就寝後のトイレに起きる回数は何回くらいまでを良しとすべきか。

睡眠外来でも「夜中は、何回くらいトイレに起きますか?」とお尋ねする。理由は、睡眠時無呼吸症があれば、夜間の尿量が増え、夜間頻尿になりやすいからである。良好な睡眠の時には、尿を出さないようにする抗利尿ホルモン（ＡＤＨ）が脳から分泌され、この働きで水分を体に保留させ、安眠を促す。ところが無呼吸によって睡眠の質が低下すると、ＡＤＨの分泌が悪くなり、尿量が増える。さらに無呼吸から呼吸が再開する際、心臓へ戻る血液量は一時的に急増するため、心臓は勘違いして「余分な血液を尿で濾して出せ」と命令するような利尿ホルモン（ＢＮＰなど）を出す。無呼吸があれば、睡眠中の相反するホルモンの調節がうまくいかず、水門の門番である腎臓は尿量調節ができなくなる。

従って見方を変えれば、「寝る前の水分過剰摂取や泌尿器の病気が原因で夜間頻尿を起こし、結果として不眠になる」のではなく、「睡眠中の無呼吸によって、脳や心臓への直接的な影響そのものが原因で、夜間の尿量が増え、不眠を助長する」ということになる。泌尿器科の治療により、夜間頻尿の回数は減った。しかし、まだまだ熟睡感がないとしたら、睡眠外来でも相談されることをお勧めする。また、泌尿器の病気はないのに夜間のトイレ回数が二回以上もあれば、睡眠時無呼吸が背後に隠れているという統計データもでている。この場合、血液検査にて心臓への負担度を示すＢＮＰ値を測定すると、その値が高いかもしれない。

しかしＢＮＰ値を測定せずとも、過去に受けた健診の血液検査で、意外にも睡眠時無呼吸のサインが出ていることがある。それは、医師から「少し、多血症気味ですね」と言われ、「どういうこと?」と驚いた経験はないだろうか。「血が濃くて、サラサラでないイメージですかね」、「水分が十分に足りていないのでは」と医師から助言されたことはないだろうか。その言葉で逆に、水分を取り過ぎてしまい、夜間頻尿を助長しないように注意しないといけない。

血が濃くなる理由は割に単純だ。夜間の無呼吸による酸素不足に対して、体は頑張ろうとして、代償で血を濃くするからである。例えるなら、マラソン選手が血液の酸素予備能力を上げるため、あえて酸素の薄い高山岳地帯でトレーニングをするようなものだ。

程度や重症度はさまざまであるが、睡眠中におきる無呼吸という病態は、一般の方が思っている以上に多く存在する。それでいて、それは指摘されにくい夜間帯におきている。そこで夜間に二回以上、トイレに立ち、そして少なからず排尿量があるとすれば、一度はその存在を疑ってみる必要があるように思う。

朝、頭痛の種は脳腫瘍？

将来へ消費増税が先送りされたとしても、その議論は毎回、頭が痛いことである。そんな二〇一五年、未年の幕開けだが、電卓・パソコンを叩きながら、決算などの会計計算や新年度の企画書作りなどで、残業続きの方もいるかもしれない。同じ姿勢で細かな数字や文字を長い間、目で追うと眼精疲労を起こす。無理し続けると、やがて首の後や肩の筋肉が凝り、頭が重くなる。昔から（筋）緊張型頭痛と呼ばれ、これこそ真《しん》に頭が痛い現象である。

頭痛の原因として、緊張型頭痛は最も頻度が高く、誰しも一度は経験する頭痛であろう。その病態は、頸や肩における筋肉群の持続的な収縮により、局所の血流が悪くなり、痛みの神経が過度に刺激されるためにおこる。時には自分でも気がつかない場合もある。他人に後頸部の神経や筋肉を押えられて、初めて頭痛の原因であったと解ることもある。鎮痛薬と、筋肉を解《ほぐ》す作用のある精神安定剤との併用がよく効く。

さらに治りにくい頑固な緊張型頭痛の場合にはふらつきやめまいなどの病気の合併が潜んでいることもある。ふらつきがある方の中には、しばしば眼振（眼球の動きを制御する脳、神経や内耳の異常などで起きる、目の異常な動き）が隠れており、その異常な目の動きが軽い場合には、専門医に診てもらわないとわかりにくい。目を精巧に動かす機能が故障したままの状態で、無理やり目を使い続けると、いつもの作業やデスクワークでさえ、容易に緊張型頭痛となる。

医学的には、目と、肩や後頸部の筋肉群は関係が深い。まるで、カメラ（目）が揺れて画像がぶれると、支える三脚（首・肩）をしっかり固定しようとするようなものである。従って、某薬のテレビCMでいう「目肩腰」とは、実のところ、「目肩首」なのである。

ところで、筋緊張型の頭痛は日中の仕事で目を使い過ぎ、夕方にかけて徐々にひどくなるのが一般的な特徴だ。一方、起床時や朝におこる頭痛だと少し、話は違う。起きる前の睡眠中では、目や首肩の筋肉を休めているので緊張型頭痛は考え難い。朝起きた頭重感によって、午前中の仕事が億劫《おっくう》になるほどの慢性的な頭痛に悩み続ける人もいる。挙句《あげく》の果てに、脳腫瘍ではないかと心配し、脳外科を受診することもあるだろう。そして、脳の画像検査を受け、とくに異常が見つからなければ、「筋緊張型の頭痛でしょうかね」と言われたりすることもあるかもしれない。

注意すべきはここからである。朝の頭痛は、睡眠中のトラブルを考える必要があるからだ。即ち、「意外と多い睡眠時無呼吸症」の存在である。睡眠中の無呼吸は、特に「夢」という現象が起きるレム睡眠中にひどくなることを思い出してほしい。夢は一晩に四、五回定期的に反復して出現し、起床前頃の夢は、その持続時間が長くなるという特徴がある。そして大概、朝目覚める前は、その直前で夢をみている状態が多い。夢の間は特に無呼吸の数が集中する。結果、起床時に特に頭が重たくなる。解りやすい例に置き換えれば、トイレで力《りき》む状態に少し似ている。即ち、息を止めながら、「うーん」と腹圧をかけると、脳まで圧力が伝わるイメージだ。また無呼吸により血中の酸素が低下し、排出すべき二酸化炭素が増加すれば、脳圧が上がる。これらが相まって、起床時の頭痛につながるというわけだ。

頭痛外来を設けている病院は多い。しかし、意外と睡眠との関連性を指摘するアドバイスは少ないように思う。毎朝の頭痛は、怖い脳腫瘍という稀なものより、よくある睡眠時無呼吸の存在を考えてみなければならない。午前中の曇った頭を未解決のままにせず、晴々とした気分となって次の仕事に臨めるよう、助言を申したい。

チョコレートと睡眠の甘くて苦い関係

もうすぐバレンタインデー。儀礼的《ぎれいてき》とわかっていても、チョコを頂くことは悪い気はしない。チョコにのみ限定し、しかも女性から男性へ、一方通行的なプレゼントとして贈る習慣は、日本独自のやり方である。製菓業界の販促《はんそく》のために普及したものと言われるが、実に、年間のチョコ消費量の約二十%がこの時期であることも驚きだ。日頃、見かけないレアものもお目見えし、まいうと唸《うな》らせるようなものまである。

日頃はチョコレートを食べる習慣がない方も、この時ばかりと短期的には多量に食べてしまいがちである。昨今、日本のウイスキー作りを題材にしたドラマの影響もあって、ウイスキーブームだ。このウイスキーとチョコの相性もとてもよい。ついつい味を占め、毎晩、続けると翌朝に少し胃がもたれたり、胸焼け、呑酸《どんさん》（胃液が咽まで逆流し、口の中が苦く、酸っぱく感じる症状）が出たりする。

チョコレートは昔から薬としてのルーツがあり、体に良いイメージだ。砂糖の含有量が少なく、カカオ成分（ポリフェノール）の多いダークチョコと称されるものがヘルシーである。即ち、薬としての少量のチョコは、「良薬、口に苦し」である。

しかし、チョコの成分は脂質《ししつ》（あぶらの仲間）が主で、カロリーも高く、肥満にも注意する必要がある。また夜遅くチョコを食べると、実は逆流性食道炎を起しやすくなる。その理由は脂質を多く含む食品が、胃と食道の境目《さかいめ》にある胃液逆流防止弁の括約筋（休まず、常に締め付けるように働く筋）の力を弱めるからだ。チョコに限らず、ラーメン、ギョーザ、唐揚げなどの脂が多い食事は、括約筋にとって大敵である。

さらに夜遅く過食する習慣があれば、胃の中に食物が残った状態で寝ることになる。体を水平にして寝る姿勢は物理的に胃液が食道の方へと逆流しやすい。従って、脂っぽい食事を好む方や食べてすぐ寝る習慣のある方、腹一杯食べる方は逆流性食道炎を起しやすい。

問題はこれらの生活や食習慣に加え、睡眠そのものも逆流性食道炎の発生に大きく関与する。即ち、睡眠時無呼吸の関与である。息が止まり、数秒間の無呼吸が起きた後、息を吹き返すために大きく強い努力呼吸をする。その瞬間は、胃側の腹圧が高く、食道側の胸腔内圧が強い陰圧になるため、括約筋に負担がかかる。結果として、無呼吸からの挽回が、胃液を食道の方へと引き込みやすい状態をつくってしまう。どこかのタイミングにおいて、括約筋は圧差に耐えられなくなり、とうとう胃液が逆流してしまう。

食道内はアルカリ性である。ペーハーセンサーなる測定器を用いると、酸性の胃液が逆流する様子が数値で測定でき、一目瞭然でわかる。しかしながら、胃液が逆流していても、自覚症状が乏しい方もいる。そのため、発見が遅れ、難治化、慢性化にもつながることもある。

脂を好む食習慣や夜遅く食べる生活習慣と、さらに無呼吸の三重苦によって、逆流性食道炎はいつ起こってもおかしくない準備状態となる。

甘いチョコを有難く頂く時は、休みなく働く括約筋の苦労をねぎらいながら、ティーブレイクに少しだけ頂くのがよかろう。寝る前を避け、胸焼け、呑酸などのほろ苦い思いをしないよう注意してほしい。

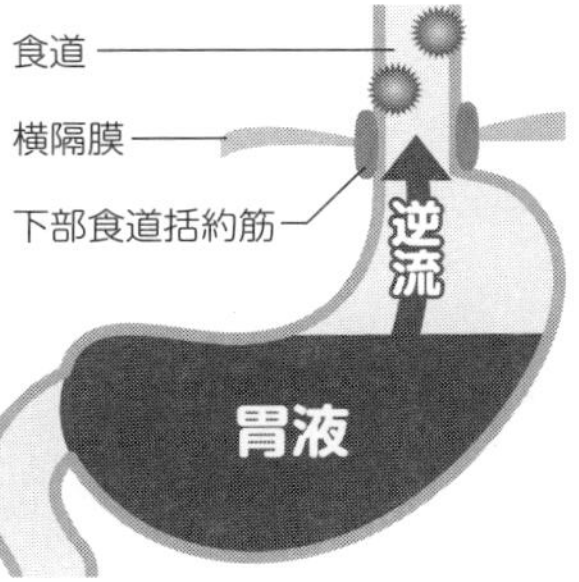

春先、その体調不良の正体は？

三月に入り、春の足音が近づくと、何となくうきうきする。しかし、花粉が飛散しているので、憂鬱な時期でもあろう。くしゃみや鼻水だけでなく、治療せず放っておくと鼻づまりを起こす。不快な鼻閉が続けば、眠りが浅くなり、熟睡感が失われ、寝不足となる。

米国のある報告で花粉症（米国はブタクサ花粉症が多い）の時期に、うつ病判定のための気分スコアを集団調査してみると、明らかにうつ状態（うつ病に近い気分状態）の傾向が出ているという。仕事の効率が落ちるのも当然だ。入試の成績まで悪くなれば悲《ひ》惨《さん》である。日本のプロ野球選手では、オープン戦の成績が伸びず、開幕に出遅れるとまで言われる。この時期、三十―四十％の方が何らかの花粉症状をもっており、国民病である。

そこで鼻がつまると、睡眠中にどんな変化が起こるのかを模擬体験をしてみてほしい。鼻の中に綿球を詰めて横になり、寝てみると想像が容易《たやす》い。まず、寝苦しく入眠しにくい。もし寝付いたとしても、すぐに目が覚めそうになる。その本質は、快適な温度や湿度を与えてくれる鼻呼吸が奪われ、口呼吸によって直接、乾燥した空気を吸うことによる。また、口がぽかんと開き、下顎が下がると、咽《のど》の奥が物理的に狭くなるという構造変化が起きる。結果、いびきをかきやすくなる。

逆にいびきの視点から見てみると、毎日、いびきをかく方は国民の約二十％はいると言われる。その中で、確率的に1／2から1／4は睡眠時無呼吸があると言われる。そのため、スギ花粉症と無呼吸症の両方をもつ方は、決して稀《まれ》でないと思われる。もともと、息の通り道が狭い咽《のど》をもつ睡眠時無呼吸症の方が、花粉症で睡眠中に鼻閉を起こせば、気道はさらに狭くなり、潰れ易くする。即ち、鼻閉は睡眠時無呼吸症の悪化因子となりうる。従って三月頃、睡眠が悪いと実感する人が多くなるというわけだ。

外来でも、「私、季節の変わり目になるとよくめまいや耳鳴り、頭痛をおこしやすいの」と訴える方をよくお見受けする。「待てよ、花粉症は、睡眠時無呼吸はどうか」と頭を巡らせる。病気の悪化と季節性の変動要因の関連性を考え、外部環境の変化が与える睡眠への悪影響を一番に考える必要があるからだ。冬から春へはスギやヒノキ、初夏へ向けてはイネ科の雑草、梅雨時期ではカビやダニによるアレルギーの悪化もある。夏から秋には外来種のブタクサが多い。秋にはヨモギ、カナムグラなどの花粉症が目白押しだ。冬になると花粉はないが、代って鼻風邪のウイルス感染が増え、それをこじらせ、副鼻腔炎（細菌感染）を起こすことも多い。たかが鼻づまりぐらいと思わず、口呼吸によって間接的に睡眠の質を悪化させるので注意が必要だ。

「花粉は毎年の事だから」と放置し、時期が過ぎるまで我慢すると、昼間の息苦しさ、体のだるさ、気分が憂鬱などだけでなく、不眠やめまい、耳鳴りや頭痛、胸や胃の不快感などと種々、組み合わせた自律神経失調のような症状が起こる。

女性でその年代の方なら「更年期かしら」とか、気分がすぐれないことに加えて不眠となると「私、ついにうつになったのでは」などと考えてしまいがちだ。意外なハナが早春の季節性の変動症状を引き起こす。その結果、無呼吸症もひどくなり、それがもたらす種々の二次的な症状を悪化させるので、花粉症とて決して侮《あなど》るなかれ。

ジェット・ラグよ、アロハ！

「春眠、暁を覚えず」のごとく、暖かくなれば、新陳代謝も活発となり、活動量も増え、自然に体が多くの睡眠を必要とする。花粉症さえなければ、鼻閉で不眠を引きおこすこともなく、良い季節であろう。不眠症のために睡眠薬を服用している方からも、「最近は薬を飲まずに済む」と言った声も聞かれる。この時期、睡眠薬を減量するタイミングとしても良い機会となる。梅雨時期までは晴天も多く、日照時間も徐々に長くなるため、気分も爽快になる。

北欧の海外留学経験をもつ医師から、「北欧の冬は極端に日が短いので、気分がめいってうつになりそう」との声を聴く。「外は寒く、真っ暗、部屋に閉じこもって研究するしかない」といった、冗談半分のような話も聞かれる。スウェーデン国内からの統計調査によれば、他の国よりも確かに「うつ病患者が多い」という報告さえある。気候だけの問題ではなかろうが、日照時間が極端に短くなったり、長くなったりすると、睡眠・覚醒リズムの変調をきたしやすいのではないかと考えさせるデーターだ。

実は、私たちの脳には目から入った日照の明るさに反応する場所がある。その情報は、別の場所の脳（松果体）へ伝えられる。そして、暗くなると、そこからメラトニン（睡眠へと誘導するホルモン）が分泌される。即ち、夜にメラトニンは多くなり、朝を迎えると少なくなる。起きてたっぷり朝日を浴びれば、夜の間に分泌されていたメラトニンの量は抑制されるというわけだ。そして朝の光を浴びてから約十五時間後、再び、外が暗くなる頃、分泌がまた活発になるというリズムをもつ。そして再び、眠る準備をする。まるで時計のスイッチが入るようなものである。メラトニンは光の影響を受けながら、二十四時間のサーカディアンリズム（おおよそ一日のリズムという意味）の調整をする。

ところが、ノーベル賞を頂いた省エネ技術の青色ＬＥＤの発明などのおかげもあり、暗くなっても、明るい照明器具のもとで、より明るいパソコンやテレビ画面の光を見つめてしまう夜型社会へと進化した。メラトニンの分泌はどうなるかと言えば、当然、乱れてしまう。俗に、「規則正しい生活リズムが健康に良い」とは、睡眠と覚醒のリズムの観点からすると、夜間の照明輝度まで考えなければいけない時代となった。

またこの睡眠と覚醒のリズムが、短時間で乱れた状態が、時差ボケ（ジェット・ラグ）である。日本から東回りの旅、アメリカ、ハワイなどに出かけた時に起こりやすい。とても楽しいはずのハワイであるにもかかわらず、空港に降りたつと、お出迎えのレイがまるで重石のように感じる。また、海外で活躍するアスリートたちはサーカディアンリズムの管理の良し悪しによって、世界大会の成績に影響が出るとまで言われている。

欧米では、合成されたメラトニンはサプリメントとして以前から一般の薬局で売られている。しかし、日本での販売はまだ認められていないのが現状だ。そこで海外に行く時には、サーカディアンリズムを整えるために市販のメラトニンにお世話になるアスリートもいると聞く。

また、このメラトニン作用をうまく利用した新しい睡眠薬が、日本発で開発された。病院ではご高齢の不眠症の方を中心に「優しい睡眠薬」として二〇一〇年頃から使われている。もともと不眠で、旅行が楽しめない方は専門医師に相談してみるのもよい。連休などを利用して、東回りの飛行機で、アメリカやハワイなどの海外旅行をしようと考えている方はぜひこの睡眠のリズムを知って、余裕をもった睡眠の計画をたててみてはいかがか。

眠気の解消、やる気の強い味方は？

風薫る気候ともなれば、ドライブが楽しみな季節だ。寝不足で、しかも出かける前に少し頭が重たいから風邪だと思い、ついうっかり市販の総合感冒薬などを飲んで、運転してはいけない。また、花粉症予防の市販薬も同様に注意が必要である。なぜなら、薬の副作用が寝不足などの眠気をさらに助長し、思わぬ事故を起こしては大変だからだ。家族や友人が一緒なら、会話を交わしている間は、意外と眠気を感じないであろう。だが会話も途切れ、快適な車内で同乗者がやや仮眠状態に入ると、状況は一転する。睡魔との孤独な戦いが始まる。しばらくして、誰かのいびきが眠気覚ましの代わりとなり、気を引き締めることもあろう。

実は昼間の眠気の異常は、ドライバーより助手席に乗った方のほうが発見されやすい。「私、どこでもどんな格好でも眠れるの。すぐ眠れるのは特技かしら」というあなた、ご注意あれ。もしかして睡眠時無呼吸が隠れているかもしれない。軽症も含めると二十人に一人くらいの統計となる。またアジア系の日本人は太っていなくても無呼吸症になりやすい人種だ。そして主たる眠気の症状は「車の助手席で起こりやすい居眠り」である。

居眠りと言えば、電車内でもその光景はよく見かける。「ただ疲れているだけでしょ」と思うかもしれない。確かに日本人は働き過ぎ、睡眠時間も欧米より短い。最近はスマホをする方が多く、指先から伝わる知的刺激により、電車内での居眠りの光景は少なくなったように思える。とは言え、睡眠不足の解消にはならない。日本での電車内の光景は欧米から見ると珍しく、ここまで居眠りをする国民は他に例を見ないそうだ。皮肉にも、国会中継の議員さんまで、他国のメディアから揶揄《やゆ》されるほど、疲れている国民と思われがちである。確かに勤勉な国民性なので、薬を飲んで無理して働き、睡眠不足になりやすいなどのライフスタイルから、昼間の眠気につながる悪循環へと陥りやすい。

さらに、決して珍しくない睡眠時無呼吸症などの睡眠障害が隠れている場合もある。睡眠の健診がない現状では、その発見は家族の思いやりや心配に頼るしかない。無呼吸症に対する最善の治療方法と言えば、医療機器を用いた鼻マスク療法があげられる。「鼻に密着させたマスクから鼻の穴を通してのどへ風を送る、賢い扇風機みたいなもの」

といった治療機器である。ホーバークラフトの原理にも似ており、鼻から入れた空気の力により舌の奥を持ち上げ、息の通り道である気道を潰さないようにするものだ。実際の詳細な治療原理は驚くべき技術の集大成であり、現在もなお、進化し続けている。

充実した睡眠というものは、明日への活力とやる気を起こす第一歩である。その良い例はスポーツ選手が実践している鼻マスク療法だ。国技の責任を担うお相撲さんは体重を増やすことが命題であり、無呼吸症候群になりやすい体型である。年四回の場所中において、連日の快勝で地道に番付を上げなければならない。そのために、充実した睡眠になるように毎日の鼻マスク療法は欠かせない。横綱の白鵬関、日馬富士関もそのマスク療法の愛用者として知られている。並々ならぬ稽古と努力、それを影で支える鼻マスク療法があったからこそ、強くなったとも言われる。さらに、桃太郎侍など時代劇俳優で有名な高橋英樹さんも十五年以上の鼻マスク治療継続者の一人だ。当初から睡眠の質の向上を実感されているようである。

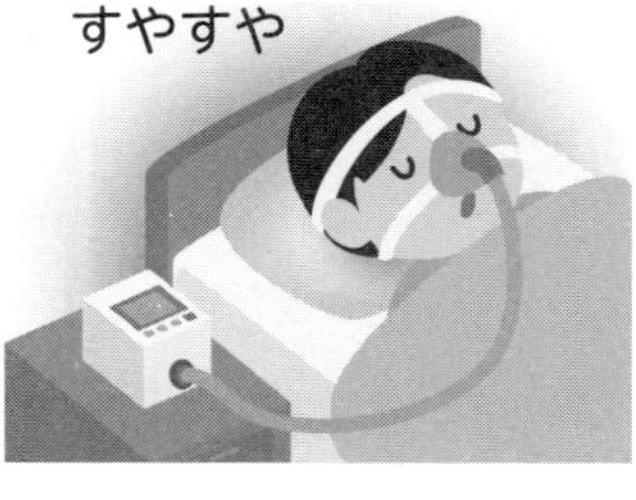

決して特別な治療ではないことをわかってもらった気がする。著名人たちが実践し、元気で活躍することによって、一層励まされる。電車や車の中でいつも居眠りをしてしまう方は、気力、体力、知力の向上のため、ぜひとも、ご自分の睡眠の質を検査してみてほしい。そして鼻マスク治療の必要があれば、トライしてみてはいかがか。

寝言には気がかりな匂いが潜んでいる

高齢化社会では、老後や要介護などへの不安から「脳の健康状態が気になります」と外来受診するご年配の方が多い。「痴呆だけにはなりたくない」と思うのが本音だ。認知症と言えば、第一にアルツハイマー病（ＡＤ）が有名だ。米国のレーガン元大統領が罹患《りかん》したことで、その頃から、ＡＤ撲滅向けて薬の開発が進んだことは有名な話である。

現在、ＡＤに対する種々の治療薬が出てきたが、残念ながら、進行を遅らせる薬が主である。根治できる薬が世に出回るにはもう少し時間がかかりそうである。それまでの間、少しでも方法があれば、何とか痴呆予防をしておきたい。認知症はＡＤだけでなく、生活習慣病を基盤にした脳血管性痴呆症（慢性的な、隠れ脳梗塞から痴呆へと進行）も少なくない。そのためにも、メタボ健診で早期に高血圧、糖尿病、高脂血症、肥満を指摘されたら、治療介入をすることが重要であろう。そうすることでできる限り、動脈硬化を防ぎ、血液をサラサラにして、血管の老化も進行させないように予防していくことができる。

加えて、大切なのが毎日の睡眠健康習慣だ。以前から指摘しているように、睡眠時無呼吸は決して珍しくない。これを長年放置すれば、夜間の慢性的な酸素不足によって、脳の神経細胞自身と、その神経を栄養する血管自身の両方へのダメージを加速する。さらに無呼吸が原因で引き起こされる高血圧症による悪影響も加わる。結果、徐々に脳機能の低下が起こる。

統計によると、睡眠時無呼吸がある方は健常者より、約四倍脳卒中になりやすいと言われている。また痴呆老人施設の調査においても、睡眠時無呼吸の合併が多く、その因果関係が報告されている。さらにＡＤにおいても、脳血管性病変を合併することが稀ではなく、単純に別々のタイプの痴呆症として区別することもできなくなってきた背景もある。

三番目に多い痴呆症として、痴呆症全体の二割程度をしめるレビー小体型痴呆症（DLB）というものがある。この病気による痴呆が現れる数年も前から、不思議な出来事が起きている。それは、夢をみているレム睡眠中に、大声で明らかにリアルな会話の寝言を言う。そして夢の内容をそのまま体で表現するような異常行動を示すこともある。健康な方の正常なレム睡眠中では、ふつう、声を出して会話もできなければ、体や手足は動かせないような仕組みになっている。その主な異常行動とは、悪夢や怖い夢の中で「相手と戦ったり、相手から逃げようとしたり、相手の体を払いのけようとしたりする手足の動作」などの特徴的な行動パターンがある。

従って、睡眠中に気かつかず、殴る蹴るなどの摸擬行為をするため、本人自身が手足の怪我をする。場合によって、ベットパートナーの体までも傷つけたりすることさえある。奇妙な寝言や行為がきっかけで、別々の部屋で寝るようになれば、一見、平和になり、その後は放置されやすくなるかもしれない。いびきの異常も含めて、睡眠中の異変や異常な言動に気づくのは、家族しかいない。

また有名なパーキンソン病も進行してくると痴呆症を伴うことが知られている。パーキンソン病の初期症状である片方の手や足がふるえるようになる少し前から、寝言や行動などの前駆症状を認めることがあると言われる。どうやら、ＤＬＢとパーキンソン病の進行により現れる痴呆症は、同じ疾患の仲間として複雑に絡みあっているようだ。

昔は寝言を聞いても笑い話となり、「不安から来るストレスでしょ」などと気にもかけられなかった。

その他にも、これらの痴呆症と関連した意外な前駆症状がある。それは嗅覚が弱ってくる症状だ。耳鼻科では、「いつからかよくわかりませんが、随分前から嗅いを感じません」と受診される方がいる。多くは、「鼻が悪いが、何も治療せず放置していた」とか「風邪を引いた後から、悪くなった」とか、誘引する鼻疾患による原因が多い。しかし、誘引がはっきりせず、「いつから起きたかはわからないが、徐々に臭いを感じなくなった」というような経過をもつ高齢の方もいる。過去には、嗅覚と痴呆に関係があるとは、誰も思いもしなかった時代があった。高齢化の現代では、いろんな知見が積みあげられてきた。そしてこれらの嗅覚障害や睡眠障害といった前駆症状から、数年後に起こりうる痴呆の予測ができるようになってきている。特にレビー小体型痴呆症（ＤＬＢ）

が発病する前に、その手掛かりとなるこれらの症状から、早期発見ができれば、痴呆症状の進行を遅らせる手立てをとることができる。まずは毎朝のコーヒーの香りをチェックしながら、新聞に目を通してみる習慣にしてはいかがか。

若いカップル、自分たちの未来に投資を

未婚の女性が憧れるのはジュンブライドである。その影響もあるのか、統計的に七月頃に出産される妊婦さんが多いと言われる。その昔、閑散だった六月の挙式を今ではその確保が困難なほどの人気にしたのは、隠れた企業戦略とも言われる。英語のジュンはローマ神話にあるジュノという結婚の女神に由来しており、欧州では「六月に結婚する花嫁は生涯、幸せになれる」と言い伝えがある。これをちゃっかり利用させていただいたようだ。

さて、これから新婚生活を始めるカップルへぜひアドバスしておきたい。特に、女性は妊娠前に体重管理と血圧の状態に注意を向けてほしい。男女とも、若いころにはいびきや血圧など気にもかけない。体重管理はBMI（体重÷身長²）という数字が有用である。できるだけ、結婚前の体重を維持（BMI十九〜二十四の範囲内で）するか、すでに二十五以上の方は少しでも体重を下げてほしい。なぜなら、結婚すると食生活習慣が変化しがちだからだ。男性が好む高カロリーや量の多い食事を、女性も一緒に取るようになるかもしれない。残業などで帰宅が遅くなれば、気を使って、共に食事をとる時間も遅くなりがちになる。結果、男女ともに太りやすくなる。

また祖父母、両親に高血圧症の家族歴があれば、子供である自分たちも将来的に年をとると、いずれ高血圧症になりやすいだろうと、一般常識的に考えている方は多い。それ故、「高血圧は遺伝するのかしら、私もそんな年になったので、うちの親と同じように血圧が上がり出したわ」などとよく耳にする。高血圧は本当に遺伝する病気なのであろうか。それともなりやすい家系の素因なのであろうか。その答えの一つとして、年齢を重ね、年数と共に徐々に高血圧となる主な原因の一つに、若い時から存在していたかもしれない睡眠中の無呼吸の存在が重要視されるようになってきた。

夜間睡眠中に息が止まる現象を若い時から長年放置すれば、年と共に血圧が上がり、やがては高血圧症になる。即ち、高血圧と睡眠時無呼吸症は深い関係性をもつとの報告が多い。さらに無呼吸症の重症度は肥満の程度と相関関係が深いと報告されている。それ故、高血圧症の家系があれば、若い内から自分自身にも睡眠時無呼吸症の素因があるかも知れないと考えておかねばならない。妊娠すれば、妊娠そのものによる体液の貯留や体重増加の影響も一時的に加わる。結果、無呼吸の素因があれば、妊娠中は、一段と無呼吸がひどくなる可能性を秘めている。

実際、睡眠検査をしている専門的な立場からみると、睡眠時無呼吸症は男女を問わず、実に親子間連鎖が多い。おそらく、顔や下顎の形や構造、あえて言うなら口腔内の狭さが、親子なので似ているためと推察される。アルバム写真にある若い頃の両親の顔を見比べながら、「私も年を取ったなあ、今の自分は同じ頃の両親の顔にそっくりだわ」としみじみ感じる方もいるだろう。

ところで、睡眠中に母体の無呼吸によって、血液中の酸素が低下すれば当然、胎児へも影響し、その成長を妨げることが予想される。ある報告によると、無呼吸症をもつ妊婦さんでは、低出生体重児（二五〇〇ｇ未満）の発生率が高くなるという。

また、妊婦さんには妊娠高血圧症候群（以前の妊娠中毒症）が起こることが昔から知られている。妊娠五か月頃から、高血圧（140／90 mm Hg 以上）が起こる。その後の妊娠中も高血圧が持続し、分娩後には元に戻るという状態を言い表す。妊娠高血圧症候群は肥満した妊婦に多いと言われる。妊娠高血圧症候群への睡眠時無呼吸症の関与も疑わしいのだが、これについてはまとまった実体の集積報告は見当たらず、これからの課題である。

ある睡眠専門家たちの間では、妊娠中、夜間の睡眠時無呼吸によって起きる高血圧、血圧変動、低酸素血症が胎児への影響を及ぼすだろうと、その危険性に警鐘を鳴らしている。現代では出産の平均年齢も高年齢化し、少子化の時代だからこそ、妊婦さんの睡眠健康まで考える必要がある時代にきている。

無呼吸症の最初サインであるいびきをパートナーが見つけたら、相手のためだけでなく、次世代の子供のことも踏まえて、まずは簡単に自宅でできる睡眠検査を受けてみたらどうだろう。もしも、治療が必要なレベルの結果になれば、偏見を持たずに、次に精密検査を受けて、その治療に積極的に取り組んでほしい。睡眠の健康へ関心を持つことは、将来への投資の一歩であると考えれば、若いカップルにとって、それは幸せな未来に繋がるものと確信する。

宇宙飛行士を襲う最初の病いとは

夏休みになれば、花火などで夜空を見上げる機会が多くなり、自然に、月や宇宙の星にロマンスを抱いてしまう。過去に無人探査機ニューホライズンが九年六カ月もかけて旅をし、冥王星に最接近した報道に驚かされたこともあった。なんとも壮大な話だったが、冥王星自身は小ぶりな月を見るようなものらしい。また、以前にＪＡＸＡの「はやぶさ」が撮影した小惑星イトカワにも感動させられた。この小惑星が天体誕生の卵とすれば、地球が親鳥、冥王星はその間の雛という関係だそうだ。即ち、小惑星イトカワは、宇宙誕生の謎を多く秘めた期待の五つ星であろう。

一方、有人飛行は月まで到達しているが、この先、本気で火星移住を目指す計画であると言われる。冥王星と比べるとすぐお隣りのイメージに思える。しかし、現状のテクノロジーでは、二年くらいはかかるそうだ。そのためには基礎データーを地道に積み重ねるしかない。

宇宙ステーションでの長期滞在の影響を見極めるために、無重力下で動植物が成長する実験に、宇宙飛行士たち自らが関わっている。なぜなら、重力の影響がない宇宙ステーション内では、地上で持ち合わせている重力センサーの必要性は乏しくなると推察されるからだ。地球の重力や加速度の情報は、側頭部の頭骨の中にある三半規官や耳石が働き、感知している。地上での実験にて耳石を壊した魚は、水槽内で真直ぐ泳げず、回転しつづける行動をとった。では宇宙ステーション内の無重力ではどうなるだろうか。宇宙では耳石が正常な魚も、回転する泳ぎとなった。

さらに、宇宙ステーション内で孵化させ、養殖した次世代の魚ではどうなるだろう。宇宙での養殖実験に用いた魚は運動能力の高いエリートなメダカたちが選りすぐられた。産卵・受精にも成功し、その子どもたちも普通に成長した。結果は、宇宙で生まれたメダカは、耳石を頼りにせず、視覚を頼りに真直ぐ泳いだ。

ところで耳石に関する病いとなると、地上と宇宙環境に違いがあるだろうか。地上での耳石のトラブルは、発作性頭位めまい症という病気がある。めまい外来において、多い病気の一つである。実は、耳石はカルシウムの塊でできている。それが壊れ、その破片がセンサー内のリンパ液の液体中を浮遊するため、めまいを起こすのだとされている。まるで宇宙空間を漂う小惑星の石ころのようになる。しかし地球の重力に引っぱられて数秒間したら落下し、着地する。すると安定して、一時的にめまい症状は消える。しかし頭の位置を換えると、また起こるという厄介なものだ。未だに、耳石が壊れる原因はよくわかっていないのが現状だ。高齢者で寝たきりになるような環境に置かれると、しばしば、ベットから起き上がる際に、一時的にめまいが起きる。この場合は、耳石を長いこと使わないので、その廃用萎縮ではないかと考えられる。その点では、宇宙の長期滞在の環境におかれた状態とよく似ている。しかし、一見、何の誘引もなさそうに思える若い人でもおこることがある。起こりやすい状況は、睡眠中の寝返りや朝の寝起きの時だ。頭部の位置を換えると、重力方向が変化する刺激によって、誘発される。従って、睡眠中に起こるトラブルと、何か因果関係があるのではないかと推察される。しばしば見つかる合併症に、睡眠時無呼吸症があり、今後解決すべき課題であろう。

一方、宇宙ステーションでの耳石のトラブルはどんなものか。無重力下では視覚が主な頼りで、耳石には刺激が少なく、あまり使う必要がない装置のようにも思える。しかし、地上で正常に作動しているこれらのセンサーが、宇宙上ではかえって災いする。即ち、めまいの一種である乗り物酔いを起こす。地上での正しい位置情報は、宇宙空間では間違った情報データになりうる。一時的に、脳の中では大混乱を起こしてしまう。地上とは異なる宇宙の環境に合わせて、再び、脳と体のバランスの関係を適応させなければならない。そのためにはしばらく時間をかけるしかない。宇宙船内では、まるで遊園地のコーヒーカップに乗って、仕事するようなものなのである。

その乗り物酔いは宇宙酔いと言われ、訓練したエリート集団の宇宙飛行士でも多くの人が避けて通れないという。症状はめまいと強い吐き気である。その際には、特殊な酔い止めの薬が投与される。しかし、しばらく良くならない飛行士も多いと聞く。具合が良くなるまでの間、任務にあたる作業は到底できない。宇宙滞在が始まった直後の最大の試練がこの宇宙酔いである。

その他、宇宙ステーションは九十分で地球を一周するので、明暗刺激のリズム変化が目まぐるしく、大半の宇宙飛行士はサーカディアンリズム（約二十四時間周期の生体リズム）の不調による不眠症になりやすいと言われている。彼らの半数以上が、睡眠薬を服用していると言われるから驚きである。

今まで多くの日本人宇宙飛行士から大きな感動と夢を与えられてきた。一見、タフな英雄たちだが、その陰にある、表には出せないような苦労を少しでも労いながら、飛行士たちが行う、宇宙医学の発展に貢献する実験の成功を期待したい。

社会が求める「グッド　スリープ」へ

毎年、九月三日は、日本独自で「睡眠の日」と定められているそうだ。栄養、運動と共に、生活習慣病の改善に役立てたい願いがあるという。また、睡眠の質を悪くする代表的な睡眠時無呼吸症候群（ＳＡＳと略）があるとすれば、高血圧、心臓病（特に不整脈）、脳卒中に罹患しやすい危険因子であることもはっきりしてきている。さらにＳＡＳと交通事故との関連性も深刻な社会問題に取りあげられている。春と秋には、交通安全週間を実施し、睡眠管理の大切さと「安全運転義務」に警鐘を鳴らしたい。

二〇〇三年、山陽新幹線の運転手が居眠りをし、岡山駅ホームの定位置に停車できず、大騒ぎになった。幸いにも自動制御ブレーキが作動し、大事故にならなかった。駆けつけた車掌に揺れ動かされるまで、その運転手は眠っていたという。後に重症のＳＡＳが背景にあると診断された。そのため耐え難い眠気に襲われ、数分の居眠りをしたようだ。

これを機にトラック業界や公共交通機関の運行業務に携わる職業運転手の健康管理に、ＳＡＳも含めた睡眠の質を検討せよと国土交通省からの指導があった。企業は質問紙を用いて、眠気の評価を運転手自身に自己申告してもらう。その結果を基に、医療機関でＳＡＳの重症度を調べ、適切な治療を受けながら、安全な運行業務を行う体制が徐々にできつつある。ところが、この質問紙で統計をとると、無呼吸の治療が必要であった運転手の大半が、眠気の程度を過小評価する結果となった。

ＳＡＳ治療の先進国、アメリカの事情はどうだろう。高速道路を走る職業運転手は必ず、睡眠検査センターで検査を受け、必要ならＳＡＳ治療を受けることが義務化されている。何故なら、アメリカの統計によると、交通事故死亡例の十五－二十％にＳＡＳが関与するとの報告がなされているからだ。

山陽新幹線事件後の日本でも、ＳＡＳが関連したと考えられる居眠り事故のニュースは後を絶たない。刑事事件が絡むので、医学的なＳＡＳについての報道は大きく取り上げられていない。過去、関越自動車道で起きた高速バスの居眠り事故も、ＳＡＳが関係していたのではないかと言われる。

その後、法改正がなされ、高速バス車両の「自動ブレーキシステム」装備の義務化へと繋がった経緯がある。安全運転技術の向上により、衝突回避システムや車線逸脱警報装置を装備する一般車もでてきた。米国のグーグルという会社などは一般公道において、完全自動化運転走行への実証実験を積み重ねているという。近未来的システムを装備した車は、まるで夜間に超音波を発し、決して衝突せず飛び回るコウモリたちの姿に似る。重大事故を機に、安全運転のテクノロジーは進化し続けている。

しかし、肝心の運転手の睡眠健康管理は、日本では遅れがちである。背景にＳＡＳの合併を持ち、その眠気を過小評価した状態で、特に夜間の運行を続けることは、個人と社会共に、大きなリスクを背負うことになるだろう。

さらに夜間業務を終えた翌朝には、トラックなどの車中で仮眠することもあるだろう。睡眠をとる環境自体も悪いということも考えておかねばならない。生活リズムの変化により、時には睡眠時間そのものも短くなることもあろう。また体調不良があれば、早めに総合感冒薬などで体調管理を図ろうとするかもしれない。しかし、総合感冒薬の多くはその副作用で眠気を誘う。このように、いろんな悪条件が重なれば、隠れた眠気も顕在化する。

居眠り運転事故は悪条件の連鎖で容易に起こりうる危険性があると推察できる。その中でも、特にＳＡＳによる関与は最も重要であろう。社会がＳＡＳ治療に偏見を持たず、睡眠の質の大切さが重大な事故防止になることを再認識してほしい。「ぐっすりー」の自己管理で事故防止をこの機に見つめ直してほしい。

日本人に多い「眠り病」の正体は

十月になると、秋の味覚も店頭に並び始め、ついつい食べ過ぎてしまう季節となる。満腹になると、なぜか眠たくなるのは誰しも経験するところだ。実は睡眠や覚醒と、食欲や摂食行動とは深い関係にある。

睡眠や食欲を制御する脳の部位は同じ場所、即ち、視床下部と呼ばれる所に互いに接近して存在している。一九九八年、櫻井武医師が視床下部にあるオレキシンという脳内物質を発見した。オレキシンとはギリシャ語で「お腹がすいた」という意味である。最初は、食欲を上げる物質として注目されていた。

同じ頃、別の所で「ナルコレプシー」という眠り病を遺伝する犬を研究するグループがいた。そのドーベルマン犬は奇妙な行動をとる。先ほどまでじゃれ合い、遊んでいたかと思うと、突然倒れ込み、そのまま眠り込んでしまうという、なんとも不思議な行動を起こしてしまう。その原因は、オレキシン（球とすれば）がくっつく受容体（ミットのようなもの）が欠損するためであることを、ほぼ同時に見つけだした。また、同じ時期に、柳沢正史医師のグループも、遺伝子操作でオレキシンを作れなくしたマウスを観察していたところ、同じような睡眠発作の行動を、偶然にも観察することができた。まさに、偶然が偶然を呼ぶような出来事が重なり、病気の原因の解明に至った。即ち、オレキシンは眠らず覚醒を維持させる働きをもつ脳内の物質であることが判明した。人においで、オレキシンを作る脳の神経細胞が壊れてなくなると、オレキシン自身が枯渇する。結果、覚醒を維持できなくなり、突然眠り出す「眠り病」、即ちナルコレプシーという病気を起こす。随分前から、この病気は知られていたのだが、長い間、原因不明のままであったので、衝撃的な発見となった。

ナルコレプシーは他国の人種より、日本人に多いと言われる。六百人に一人の割合で発症し、決して珍しくない。特に、若いころに発症する。多くの場合、頻繁な居眠り運転事故など、深刻な事態を起こして初めて、「この眠気はおかしい」と自覚し、病院へ相談に来られる。

自分だけにしかわからない、この異常な眠気を調べるには、特殊な睡眠検査が必要だ。入院して通常の精密睡眠検査を一晩、まず行う。起床後しばらくして、強制的に「眠ってください」と指示する。二十分観察して一旦、終了する。これを二時間ごとに四－五回ほど繰り返す。半日以上も時間と手間のかかる特殊検査である。

ところで、前の晩にしっかり寝ているにもかかわらず、この強制的な日中の睡眠検査を行うと、正常の人なら、何分くらい経つと眠れるかを想像してみてほしい。寝不足がなければ、朝の強制寝、昼の強制寝で寝入るのに、羊を百匹以上数えてもそう簡単には眠れるものではない。しかし、ナルコレプシーの方だと、一分も経ないうちに寝入るほどの異常な眠気がある。それを脳波で確認する。

その他の特徴的な症状として、寝入りばなに起こり易い金縛りや、寝入ってからほどなくして現実的な夢を見るなどの現象がある。正常な「夢」という現象は、入眠してから七十分くらい経ってから初めて出る。ところが、ナルコレプシーの方では短い二十分くらいの睡眠でも、たやすく出てしまう。それほど異常なタイミングで夢が出現する。

さらに典型的な症状がでることもある。漫才や冗談を聞いて、ツボにはまれば、一般的に「笑い転げてしまう」という言い回しが昔からある。まさにナルコレプシーの方はこのようなことが起きてしまう。非常に興奮したり、また大笑いした後などに、突然、がくんと力が抜け、失神のように倒れこむ。失神と違う点は、ある程度の意識の存在がある。しかし、自分では体を制御できず、倒れて顔や頭のケガをすることもある。

ナルコレプシーの早期診断に至らなければ、居眠り事故など二次的被害や転倒による外傷を防止できず、繰り返してしまう。診断がつけば、家族や職場の方たちにも、十分に理解してもらい、配慮してもらうことができる。

ナルコレプシーの治療法としては対処療法となるが、カフェインと同じような薬効成分の薬を服用して、半日程度、異常な眠気を抑えるしかなく、今のところ根本的な治療はない。しかし、日本人研究者たちは、オレキシンと同じ作用をもつ薬の開発に躍起である。パーキンソン病で福音となった薬と同じく、口から飲んで脳内へ届けることができるような特効薬が近々、登場するであろう。オレキシンの発見も、ナルコレプシーの原因解明も、日本人研究者が大きく関与している。それゆえ、特効薬も日本発で、一早く世の中に出てくることを大いに期待しよう。

科学者の力、良薬ここにあり

日本人として誇りに思う季節がやってくると、気持ちが高揚する。大村智先生が二〇一五年のノーベル医学生理学賞を受賞された。抗寄生虫薬であるイベルメクチンの基になる抗生剤エバーメクチンを一九七九年に発見し、その後、アフリカや中南米の風土病である寄生虫病の「オンコセルカ症」撲滅に大きく貢献された。このイベルメクチンは無償提供され、毎年、三億人に配られたという。まさに大村先生は現代版の「野口英世」である。失敗を恐れない粘り強さで研究に没頭し、成果を出す日本人科学者の努力には、本当に頭が下がる思いである。

昔からある有名なペニシリンは、青カビから発見された。この最初のエバーメクチンという抗生物質は、土の中にいる放線菌という細菌から見つかった。しかも、静岡県伊東市内のゴルフ場近くの土の中から、というので驚きだ。放線菌が作る抗生剤には、結核などに効くストレプトマイシン（俗にストマイ）など、他にも数多く存在する。その他、抗がん剤や臓器移植後に使う免疫抑制剤（日本で開発）まで作るという優れものの細菌である。

ところで、我が家の愛犬まで、かなり前から、大村先生にお世話になっていたとは思いもよらなかった。このエバーメクチンから開発されたイベルメクチンは、犬のフィラリア感染の駆除や予防薬でもあったのだ。そう、獣医さんが処方するあの薬だ。人に試される前は、家畜やペットの寄生虫の駆除薬として使われていたのだ。

その他にも、ノーベル賞候補になりうる薬の開発の舞台裏では、日本人研究者が関わるさまざまな発見がある。その一つが睡眠医学の分野にもあった。二〇一六年頃、従来とは全く異なる、新しい睡眠薬が世に出てきた。世界に先駆け、日本で最初に許可された異例の薬である。一九九八年頃、日本人の櫻井武先生、柳沢正史先生たちが公表したオレキシンという脳内物質が創薬の基礎になったからであろう。

オレキシンが脳内で不足すると、「眠り病」を起こしてしまう。即ち、オレキシンは目覚めのスイッチを入れる役割であり、覚醒を維持する働きをもつ。それは、脳の神経細胞の中に蓄えられており、次の神経細胞へと情報を伝えるための神経伝達物質である。オレキシンの発見によって、「眠り病」の根治薬が近い将来、開発されるものと俄《にわか》に期待された。しかし実際は先に、オレキシンを利用した睡眠薬の方が世に出てきた。「不眠症」は国民の約二十%が悩む病いであるため、新しい睡眠薬の登場は、自然な経緯かも知れない。

新しい睡眠薬はオレキシンの覚醒させる働きをブロックする作用をもつ。結果として、自然な眠りを誘導するものだ。従来からある睡眠薬は、強制的に無理やり寝かせる薬であったため、大変な違いである。また、以前の睡眠薬は大なり小なり、筋肉をリラックスさせる筋弛緩作用をもつ。そのため、夜間のトイレに立ち上がる時などに、副作用のためにふらついて、転倒する危険性もあった。さらに、見過ごされている睡眠時無呼吸症を合併していたとすればどうなるだろうか。もしも、「眠れない」からと、従来型の睡眠薬を安易に服用すると、その副作用である筋弛緩作用が災いし、逆に無呼吸を悪化させてしまう。結果として、脳や心臓をより悪くするように導く。この新しい薬は筋弛緩の副作用がないので、夜中の転倒や無呼吸の悪化も少ないと考えられる。その点で、高齢者や睡眠時無呼吸症の方にはやさしい睡眠薬のようだ。

一つの注意点は、従来の睡眠薬を止めて、直ちにこの新しい薬に変更するわけにはいかないことだ。何故なら、従来の睡眠薬には依存性が大小あり、急に中断すれば、逆に不眠が悪化するからだ。それ故に、初めて不眠を訴える方に使用する睡眠薬としては、この新しい薬は向いているかも知れない。

要は高齢者や無呼吸症には、より筋弛緩作用の少ない睡眠薬を選択することが理想である。睡眠薬は決して恐れるものではない。医師と患者さんとでよく話合い、適切な睡眠薬を処方してもらい、質の良い睡眠をとっていただきたい。

生活習慣病の背後には何かが隠れている

冬場は、血圧の薬を服用されている方にとって、やや気になる季節となる。「最近、血圧が高いのは、やはり寒くなったせいですよね」と当然のことのように言われる。医者としては「待てよ、気温のせいか、薬の効果が悪いのか、毎日の服薬を忘れてはいないか、はたまた？」などと思いを巡らす。「血圧の薬って、一旦始めたら、一生続けるのですか」とか、「おかしいな、ちゃんと飲んでいるつもりなのに、薬が余る」などと本音も聞こえてくる。できることなら、血圧の薬は飲みたくないという気持ちの表れかもしれない。

生活習慣病の代表である高血圧症は、我が国で二千万人以上はいると言われる。メタボ健診（高血圧、糖尿病、高中性脂肪血症、肥満の有無）では「体重、塩分、カロリー、アルコール、タバコ、運動習慣に注意して下さい」と、耳たこのセリフのようなアドバイスをうける。スマホのアプリまで、「今何歩、歩きました、今晩の低カロリー食はこれがお勧め、この料理は塩分何グラムです」などとやさしく、いらぬお世話をしてくれる。さりとて、生活習慣や行動は嫌でも反復して指導されないと、変わらないのも常だ。好きなものは禁止され、嫌なことを強制されれば、モチベーションは下がる。そこで見直してほしいのが、毎日の睡眠習慣だ。

目覚めの良い朝を迎えると、一日の気力もこみあげてくる。活動量も自然と増える。逆に睡眠が悪いと仕事も億劫になる。気分も憂鬱で出かけたくない。自宅にいる時間が長いと、つい甘い物の間食もふえる。そして運動習慣も面倒になる。結果、動かないので便秘気味になり、体重がふえる。そして眠気で昼寝もしたくなる。昼寝が習慣化すれば、生活リズムが変わり、夜の寝つきも悪くなる。寝つけないと、ついアルコールの量もふえ、眠りの質そのものが低下する。全くの悪循環である。

しかし、メタボ健診では、睡眠習慣の指導まで手が回っていないのが現状である。不眠があると、高血圧、糖尿病などの生活習慣病を引き起こしやすいという報告がある。中でも、睡眠時無呼吸症候群（以下ＳＡＳと略）と生活習慣病との関連性の報告は特に多い。しかし、現実の臨床現場ではＳＡＳは見過ごされていることが多く、注意が必要だ。

例えば、不眠症状がひどくなり、睡眠薬の服用を開始したとする。それにより不眠の症状がすこし改善しても、そのまま、しばらく薬を継続していることは多い。しかし、不眠の根本原因が、SASであったという事例をよく経験する。また一般的に、やせた方や女性ではSASは少ない、という先入観もあろう。だがそのような例であっても、SASは少なからず見つかることがある。

以前から既に、高血圧や心臓病、脳卒中や不整脈の合併症をもつ方であれば、背景にSASがある可能性が高く、注意が必要だ。また別の報告によると、SASをもつ方は健常人と比べ、高血圧を二倍、狭心症や心筋梗塞を三倍、脳卒中では四倍、糖尿病は一・五倍ほど、発症しやすいと言われている。また、心房細動などの不整脈も、SASとの関連性が深いとされている。

生活習慣病が関わる心臓などの病気と、もしもSASが潜在的にあり、そのSAS自身が関与する心臓病などが、まるで縺《もつ》れた糸のように複雑に絡み合う。マスコミの影響もあり、今やSASは、高血圧と同じくらい、認知される病気となってきている。そして日々、世界中からの報告により、SASが影響する心臓などの病気について新しい知見が後を絶たない。どうやら、SASは生活習慣病やそれに関連した病気を、背後で糸を操る黒幕であると断定しても過言ではないようだ。

眠気対策のカフェイン、その落とし穴とは

新しい年を迎えると、初詣へと深夜に車を走らせる方は多いだろう。コーヒーやお茶、ミント系のガムなどで眠気覚ましをしたくなる。二十四時間営業のコンビニのおかげで、眠気予防のドリンクや菓子まで、簡単に入手ができる時代である。深夜、これほど便利な距離間隔でコンビニがある国は世界中どこにもないだろう。しかし、便利なサービスを追求するあまり、日本人は他のどこの国よりも夜型生活にシフトしている国民なのかも知れない。特に深夜営業は、若い人の労働力に頼ることが多く、二十四時間営業そのものを支えることは、限界になりつつある。

二〇一四年暮れに、若い人に起きた不幸な事件が話題になった。ガソリンスタンドで働く二十代の男性が、カフェイン中毒で死亡したのだ。夜間シフトで働くために、眠気に耐えられるようにと常時、カフェインを摂取していたそうだ。なぜ悲惨な事態が起きたのだろうか。どうやら、「元気が出る」として定着しているカフェイン入りのエナ

ジードリンクを常飲してようだ。加えて、市販の眠気覚まし対策の錠剤に含まれるカフェイン（一日五〇〇mgが上限）の併用が影響したようだ。エナジードリンクは簡単にコンビニで買えて、強い甘味と炭酸、そしてパッケージの奇抜なデザインなどで、若い人にとても人気がある。カフェイン含有量が多い分、一時的に「しゃきん」と頭がさえた気分となる。

しかし、カフェインの安全な摂取量や方法への認識は、若い人に限らず、一般的に乏しいのが現状だ。即ち、短時間で多量に摂取すると、大いに問題がある。エナジードリンクの現状は、コーラなどと同じ炭酸飲料の場所に置かれている。スーパーやコンビニでは、清涼飲料水のコーナーに陳列され、気軽に手を出しやすい。このドリンクの人気は北米から広がったようである。二〇一二年、カフェイン入りのドリンクを飲用した後、カフェイン中毒が原因と思われる五件の死亡例を、米国ＣＮＢＣニュースが報道し、世間に警鐘を鳴らした。米国でのボトル容量は日本と比べると多く、カフェインも過剰摂取になりやすい。その事件により、米国食品薬品局（ＦＤＡ）も調査に乗り出した。個人差も大きいためか、未だ、タバコやアルコールのような健康被害への警告表示は乏しいように思われる。さらに、思春期から二十代の若者では、同じカフェイン量でも、他の年代よりも感受性が高いとの報告もある。

エナジードリンクなどに対する若い人の印象は、「ワイルドでかっこいい」のイメージが根強く、喉の渇きや眠気が強い時には、一気に二―三本は飲みかねない。また、この時期の受験生なら、深夜に「頭をすっきりさせたい」と、飲みすぎることもあろう。

いったいどれくらいのカフェイン量が危険なのであろうか。カナダ保健省によれば一日四〇〇mg以下なら健康成人には悪影響が少ないという。日本の店頭にあるドリンクの総カフェイン量は多いもので一本あたり約一七〇mgくらいだ。ネット通販となると別で、より多い量となる傾向にある。注意すべき点はそのボトルの表示方法であろう。一〇〇mlあたりの含有量表示が一般的であるからだ。当然、飲む量によりカフェイン総量は変わる。エナジードリンクの種類もサイズも把握しきれないほどある。カフェイン致死量は一回摂取量が三g（三〇〇〇mg）以上と、過去のデーターから言われている。一見、安全域が広いように思える薬物である。一方で、過去の死亡例では血中濃度は一mlあたり七十九μg（mgの千分の一単位）の報告がある。計算上では三〇〇〇mg未満の量であり、個人差もあるということになる。

よく知られた急性アルコール中毒も解毒能力の個人差は大きい。毎年の成人式が済んだ頃には、アルコールでお祝いすることも多いだろう。若い人には、アルコールの害だけでなく、気がつかずに起こりうるカフェイン中毒にも、啓蒙していく必要があると感じる。まずは、今飲んでいるそのドリンクのカフェイン含有量の成分表示まで、注意して見る習慣を身につけてほしい。

睡眠はこころの窓口?

「経済は生き物」とよく言われる。本来、ガソリンの値段が下れば、一般の消費者にとってうれしいことのはずだ。反面、増産により原油の過剰供給が、時として世界全体の経済を攪乱する悪い血液循環のようになることもある。昨今、エネルギーに関係した経済問題だけでなく、異常気象や隣国のミサイル問題などと、社会不安を掻き立てるニュースは絶えない。これら漠然とした社会不安だけでなく、身近な健康不安、金銭問題や人間関係のストレスなどの不安を抱えている方もいる。他人から見れば小さな不安に見えても、個人にとっては大問題になることもある。

不安の受け止め方は個体差が大きく、測り知れない。そこで「心の状態が健全かどうか」を、早期に知るバロメーターにしてほしいものがある。それは「睡眠の健康状態」だ。誰しも悩みごとを抱えると、一時的に眠れなくなる日々がしばらく続く。「どう解決すればいいのか解らない、失敗したら怖い、うまくいかなったらどうしよう」などと思うと、不安で胃も痛くなる。生理的にも、一過性に起こりうる症状だ。

しかし、精神的なストレスや不安が長期化し、解決不可能だとしたら、どうなるだろう。個人により気持ちが沈み込んで、いわゆる「うつ」になるかもしれない。しかし、そうならないように手を尽くしたい。

実は「うつ」が起こる前に、八十％以上の方が「寝つけない、眠りが浅い、朝早く目がさめる」などの睡眠障害を既に訴えている。加えて、食欲不振の頻度も高い。胃がしくしくするから食欲がでないのだろうと思っていたら、本当にストレス性胃潰瘍になることさえある。

本来、動物は不安やストレスに直面すると、「戦うか、逃げるか」といった本能的な防衛反応が、脳や体には備わっている。脳から交感神経（攻撃モードにする神経）を通じて、体を緊張させるように働く。結果、心臓の鼓動は高ぶり、血圧と脈が上がる。逆に手足は冷汗が出て冷たく、顔も青ざめる。

さらにストレスに対する別の防御システムもある。脳の視床下部から下垂体のホルモンを介在して、最終的には副腎（腎臓の傍）へ「ステロイドホルモン（以下STと略）を増産せよ」と指令が伝わる。本来、視床下部にはストレスに対する防御反応以外にも摂食行動、睡眠や覚醒、喉の渇きや体温、性行動などを調節するシステムが備わっている。即ち、生存するための様々な中枢機構がこの場所に集中している。そんな働きをもつ視床下部の命令に従い、副腎（STの生産工場）はSTの生産を増やす。増えたSTはストレスに対抗するため、全身で消費される。やがて必要がなくなれば、元の適切な最低限量のレベルまで戻る。しかし、解決し難い不安やストレスが長期間続けば、視床下部の命令も暴走して、STの増産もしばらく持続することもある。常に臨戦態勢に置かれ、時間と共に脳も体も疲弊する。すると、些細な事でも過敏に反応し、時にパニック状態になることさえあるかもしれない。さらに悪循環が続けば、戦う反応さえ起こらず、遂に無気力、無欲状態にまで陥る。医学的には、このような悪循環がうつ病の発症に関与すると言われている。

ところでステロイドと聞くと、「免疫異常の病気に使う治療薬では？」と思う方も多いはずだ。まさにその特効薬だが、長期間の服用には注意が必要である。副作用である不眠や抑うつ症状が出やすいからだ。慢性的なストレスに暴露された時に起きるＳＴ過剰状態と、やや似た脳や体の反応になりやすい。

うかぬ顔で食が進まず、寝られないという人が周囲にいたなら、背景に不安を抱え込んで、うつの前段階にあるかもしれないと思いやることが大切だ。日常的に交わす挨拶を「よく眠れている？」に変えてみるだけで、「心の解決の糸口」になるかもしれない。

謎だらけ、睡眠の不思議

春の足音が聞こえだすと、動物も「冬眠」から目覚めて活動する頃となる。熊などは、冬の前にしっかりと体に脂肪を蓄える。それをエネルギー源とし、適度に体温を下げて、省エネモードの冬眠に入るのだそうだ。そして、食べものが豊富になる春の繁殖期を待つ。冬眠は子孫を残すための究極のサバイバル戦略とも言える。ヒトにはその能力は備わっていないが、高度救命救急医療の現場では、少し応用させてもらっている。

交通事故による重症の脳外傷や、心臓マッサージにより心停止から蘇生できた後の脳損傷に対して、脳保護を目的とする低体温療法を行うことがある。体温を三十一―三十四度まで下げ、「冬眠」に近い状態を人工的に作る。これ以下に体温を低下させることは、心臓が停止する危険なレベルとなる。また、長期間の低体温は免疫系の破綻から、重篤な感染症を併発して、死の危険性にまで至ることもある。従って、高度な低体温調節のテクニックが要求されることになる。

関連した事例として、冬山で遭難したら、救助が来るまでは「絶対眠ってはいけない」と、登山家たちはいう。一旦眠ると、極度の低体温で危険な状態になる事を想定するからだ。

さらに特別な例では、米国ＮＡＳＡの火星有人飛行の計画がある。宇宙飛行士を火星に到達させるまでの約半年間、彼らを省エネ状態にする冬眠の研究をおこなっているという。しかし、自然界での動物の冬眠と人工的な冬眠状態、そして生理的な自然睡眠とは同じか、別物なのかも、実のところ明白ではない。そもそも、なぜ人は「眠らなければいけないのか」という命題にも明確な答えは未だ出せていない。

生態系から考えると、捕食動物から身を守るためには昼夜を問わず、目覚めている方が有利だ。小動物にとって、眠ることは生命を奪われることに等しい。だからこそ、土や木や岩場の中の住居に隠れて眠らないと、不安になる。草食動物も同じ理由で、直に逃げられるように立ったままの姿勢で、浅い睡眠をするようだ。自然界の睡眠は、これほどまでに危険な行為であるのに、「眠らない動物はこの世には存在しない」という普遍性がある。

約三十年前に行われたネズミの断眠実験がある。結果は、睡眠をとらないと、体温や体重の恒常性（視床下部の機能）を維持できず、体の免疫系（感染防御機能）がだめになる。最終的に、三―四週間の断眠で、早死にした。通常、動物は、腸や口腔などに住み着いている細菌と共存し、細菌が作り出す分解産物の恩恵に与《あずか》り、生きている。しかし、断眠により免疫機能が低下すると、その細菌が反乱を起こして、我々の体に侵入し、攻撃してくる。人の断眠実験では、五十年前の実例がある。睡眠研究で有名なスタンフォード大学が実施した。約十一日間の断眠だったそうだが、記憶障害、妄想、幻覚、言語障害など一種の精神疾患状態になったという。しかし、実験後は脳の後遺症も残さずに回復したという。別の研究によると、極度の断眠状態では、「目を開け、眠っていないようでも一瞬、数秒間の眠りに落ちる状態」（マイクロスリープ）があることが解った。このマイクロスリープこそが、脳を保護しているものと考えられている。何とも不思議な現象だ。

また別の動物実験から、アミロイドβ蛋白（アルツハイマー病の原因物質の一つ）が、覚醒中は脳に多く溜まり、睡眠をとるとそれが減る、との報告がある。まさに、睡眠は脳の休息だけでなく、脳の老廃物を清掃する活動時間とも言えそうだ。

普遍的に言えること、それは「眠りは大切な行為、決して削減してはいけない」ことが明白なようだ。

めまいシリーズ

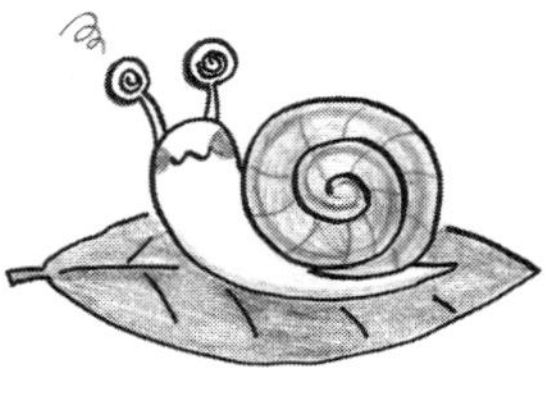

めまいと乗物酔いの微妙な関係

五月の連休中には、観光バスやマイカーで、遠方へ出かける機会が多くなるだろう。乗物酔いの経験を持たない方でも、車の助手席で地図を見ながら、一生懸命にナビゲーションしたり、車中でスマホを見たりしていると、徐々に気分が悪くなり、不機嫌になる。気分の悪さの原因は軽い吐き気だ。しかし、これが軽い「乗物酔い」であることをあまり意識はしないかもしれない。

外来でも、治療よって「めまい」がほぼ完治しかけた頃、「近々、バス旅行の予定があるのですが・・」と不安そうに質問されることがある。少しでもめまいが残った状態で、乗り物に乗車すればどうなるか。運転するわけではないから大丈夫そうに思うだろうが、「乗物酔い」は起こりやすくなる。胃が重く、吐き気がして食欲が落ちる。決して楽しい旅行にはならないと予想される。本人自身はめまいがあると気づかない、いわゆる潜在的に軽いめまいをもつ患者さんでは、「バス旅行は苦手なので、酔い止め薬をください」と外来で申し出るケースが多い。「旅行」を意味するトラベルという言葉が使われた薬がある。この薬は、車酔い止めのためだけでなく、めまいを抑える薬でもある。

ところで、めまいを主訴に救急車で救急搬送される患者さんは、決して珍しくない。精査すると、脳や三半規管などの異常が背景にある。その際、多くの方は嘔吐し、非常に苦しそうな状態で病院へ運ばれてくる。

一方、外来に歩いて来られる軽い「めまい」を訴える方ならどうだろう。通常、吐き気はなく、「なんとなくフラフラしておかしい」とか「頭を動かすと、その時だけ一瞬ふらっとする」などの症状が主である。ごく軽い症状なら、時として来院するまでの時間経過も長くなるだろう。

めまいが軽いと、「疲れが溜まっているのかな」と思い、大概、そのまま仕事などを続けていることも多い。すると、慢性的に発生する二次的な症状を合併することがある。例えば、何となく元気が出ない。朝は比較的に良いのだが、夕方にはかなり疲労感が増す。首や肩の凝りが強くて、頭が重たい。みぞおち辺りがつかえた感じで食欲がないなどである。場合により、胃が悪いと思いがちで内科を受診すると胃カメラを勧められ、実際、実施されることにもなりかねない。

さらに、長期臥床の高齢者の患者さんなどにおいて、「乗物酔い」に似た吐き気症状のみをよく見かける。リハビリのために、積極的に体を起こそうとする。すると、ふらっとして、気分の悪さを伴う。「めまいがする」と訴えてくれると解りやすいが、気分が悪いほうが主で、目を閉じて我慢する。その後も、気分の悪さが続き、夕食の場面では、「食事がほしくない、食べたくない」などと、残してしまう。何日間か、この状態が続けば、徐々に体力が低下し、時として、二次的な脱水や肺炎などを引き起こすことにもなりかねない。結局のところ出発点は「軽いめまいによる吐気」があったということもある。

一体、「めまい」という病態の本質は何なのか。それは「目玉が振えるような異常な運動」を示していることを意味するものである。平衡感覚に関する脳や神経の働きによって、目玉は操り人形のように動かされている。頭の位置が変化すれば、それに見合うだけの正しい目の位置を変えなければならない。頭が動く度に逐次、目の位置を微調整して目の動きを停止させる精巧なシステムが備わっている。そのシステムは内耳（三半規管・耳石）や平衡神経、そして内耳の近くに存在する小脳、脳幹などの脳により構成されている。従って、これらのいずれかの異常であっても、めまいは起きる。

「めまいがする」と一言でいっても、人それぞれで訴えている状態や症状が異なることも多く、とても便利な言葉だが、曖昧な日本語である。しかし、その症状の本質は、自分が止まっているのにまるで動いているると感じる「一種の錯覚」を感じていることである。従って、正常な人でも、周りの環境が変われば、めまいを感じることがある。例えば、隣の電車が動き出して、自分の電車が動き出したのかと勘違いすることもめまいの錯覚である。さらに走っている車の中にいれば、より複雑な重力や加速度の影響を受ける。自動車の中で、手元の細かな字を見過ぎたり、頭を不用意に動かすことは、三半規管や耳石を酷使し、複雑な位置情報を処理する脳を混乱させてしまう。入力される情報が複雑になればなるほど、脳には強い刺激として伝わる。時として、嘔気や嘔吐に繋がるというわけだ。

さあ、適度に車を止めて、動かぬ大地で一休みをしてはいかがか。車中で地図やスマホばかりを眺めてばかりでなく、遠くの木々に目をやり、新緑の季節を楽しみながら、旅行を続けてほしい。それでも乗物酔いしやすいと感じたなら、隠れた軽いめまい症状であるかも知れず、「目の動き」を診察してもらえる耳鼻科や神経科、脳神経外科などの科で、気軽にご相談あれ。

その自律神経失調、潜む意外な原因

高温多湿の梅雨になると、外来でも、「天気が悪いと頭が重たい」とか「低気圧が近づくとふらつきがひどい」などと訴える患者さんが多くなる。まるで気象予報士のような不思議な事象だ。

一般的に気圧や湿度に因果関係がある症状は医学的に病態の説明がしにくい難問だ。そこで「最近、天気が良くないので体の具合が悪い」と初診の時に訴えると、医師なら「自律神経失調症の疑いあり」と診断してしまう。患者さんの方も「自律神経失調」という病気は、漢方薬などの効能書に多く書かれており、昔から見聞き慣れた病気である。その疑いを医師から告げられると、その原因も、対処方法も解ったような気になる。

昔から東洋医学では「湿邪」といい、梅雨時期の具合の悪さを湿度で表現していることも興味深い。確かに、湿度は症状を悪化させる誘引でもあろう。似たようなことが、慢性関節リウマチで悩む人にもある。確かに、関節痛がひどくなることで、雨の予報をする方もおられる。

ところで、自律神経とは一体、何なのか。それは、全身に張り巡らせられた交感神経と副交感神経からなる神経系統のことだ。これら二つの神経の働きはアクセルとブレーキのように相反する作用を持つ。代表的な自律神経の働きは、外界の湿度や温度に反応して、適切な量の汗を出す。結果、水分の気化熱で体温調節する。

この時期、熱中症の方をよく経験する。高温でありながら多湿のこの時期、発汗では体温調節がしにくい。真夏ほど暑くないのに、熱中症になりやすいという、一つの理由になるであろう。逆に、むし暑くても、エアコンが効きすぎた部屋では、時として寒気を感じることもある。結果、「鳥肌がたつ」のも自律神経の調節による。本来は、寒い時期におこる生理的な現象でも、現代のように、一見、快適そうな環境では、おこりうる正常な自律神経の反応であろう。

その他にも、自律神経は心臓や血管を調節して血圧を安定させ、脳へ一定の血液を送り出すことにも関与する。また消化のために胃や腸の動きも調節する。即ち、自律神経系は全身を基礎的に支える自動調節機能を有している。この機能が外界のわずかな変化で過剰に反応したり、乱れたりした状態が自律神経失調症だ。

実は、軽いめまいが長引けば、自律神経失調症状もおこりやすくなる。軽いふらつきであろうと、それが「真のめまい」だとすれば、必ず、目に異常な動きが表れているはずである。目に異常所見が出ていても、その異常が軽いと、「体が回る、傾く」などの典型的な感覚は乏しい。多くの場合、ふらつくとか、一瞬ふらっとする感覚になる。また真のめまいとすれば、多少とも嘔気や嘔吐を伴うことがある。これも自律神経が関与する異常な随伴症状である。従って、食欲不振にもなることがある。もちろん、激しく動くとより気分が悪いので、快活でなくなり、元気が出ない。そして、血圧も変動しやすくなる。血の気が引いたように、顔も青ざめる。時には、寒気がするのに顔がほてり、体温調節も悪く感じる。まるで、ヘルメットをかぶったように頭が重たく感じることさえある。めまいによって頭を支える肩や首の筋肉も過度に緊張してしまうからだ。結果、頭痛、肩こり、頸筋の痛みも起こる。次々に起こる不可思議な症状により、不安感も増してくる。

詳しく問診や診察をすると、「出発点は軽いめまいが続いていた」ということも、外来ではよく経験する。それ故、慢性的に持続している軽いめまいをもつ患者さんでは、めまいの薬だけでなく、抗うつ剤や精神安定剤、筋肉の緊張を和らげる薬などが奏功する場合もある。めまい症状とは「体がグルグル回わる感覚だ」と思い込むと、そこには落とし穴がある。意外にも「軽い真のめまい」が隠れており、そのめまいを治療すれば、自律神経失調症状の迷路から抜け出せるかも知れない。

めまいと言えば、メニエール病

毎日の外来において、相変わらず、めまいに悩む患者さんに多く遭遇する。「別の病院でメニエールと言われました。今回は特にめまいの症状がひどい」などと訴える。「どちらか片方の耳で、耳鳴りがしたり、聴こえが悪いなどがありますか」という質問をすると、「いいえ」と答える人は少なからずいる。この段階で専門医から見ると、「過去のメニエールは本当なのか？」と少し疑いの目をもつ。何故なら、メニエール病はめまいに耳鳴りや難聴を伴うことが最初の診断の手掛かりだからだ。メニエール病は専門外の医師たちにとって、代表的なめまいの病気だけに、つい口にしがちだ。

一般的に、めまいの救急患者さんにおいて、脳MRI検査ができる施設なら、念の為に脳卒中などの頭の病変の有無を調べることが多い。そして、画像に異常がなければ、「メニエールの疑いがあるので耳鼻科で診察を受けてください」などとアドバイスをうけることも少なくない。しかし、専門的に診察すると、メニエール病らしくないケースの方が圧倒的に多い。以前から、めまいを繰り返すだけでは、メニエール病とは言えないからだ。また、めまい発作の時に、耳鳴りや難聴を伴わなければ、その可能性は一段と低くなる。

逆に、難聴や耳鳴りを伴う初回のめまい発作でも、突発性難聴という病気も考慮する必要があったりする。突発性難聴は突然、急に片側の耳が聞こえなくなる病気だ。治療が遅れると、難聴の後遺症がでやすくなることも知られている。両者の違いは、めまいと難聴のどちらが、主に悪いのかといった点だ。

いずれにしても、急に起こっためまいや難聴は早く対処し、治療を開始する必要がある。専門医でも、この両者の鑑別には、時として憂慮する。そこで、めまいが反復するに連れて、聴力も変動するなどの臨床経過が重要な鍵になる。即ち、メニエール病はめまいを繰り返す度に、聴力も悪くなり、そしてめまいが落ち着けば聴力もやや改善するといった難聴の変動を示す特徴があるからだ。

ところでメニエールの名前の由来は一五〇年ほど前までさかのぼる。最初にメニエール病の特徴を報告したフランス人医師の名前からきている。しかも、彼が報告した患者さんは白血病を患っていた。亡くなられた後、剖検調査で内耳に出血が起きていたことが判明した。とても貴重な症例だったが、私たちが日常の臨床で出会うメニエール病患者さんとは全く違う病いであった。その後も症例を積み重ね、原因は種々であっても、最終的に、病気の本態は内耳の中にある液体がうまく流れず、リンパ液が交通渋滞を起こしたような病態であろうと理解された。即ち、限られた内耳という場所の中で、リンパ液の流れが停留して、風船のようにその内圧が高くなった病態（内リンパ水腫）とされている。

その視点で考えると、目に起こる「緑内障」とどこか似ている。緑内障は眼球内にある房水の流れが停留することで、眼圧が上がり過ぎ、網膜にまで影響が及ぶ状態である。放置すると、時に失明する危険性があり、眼科の救急疾患を代表する病気の一つである。内耳もその中の圧力が上昇すると、神経細胞（有毛細胞）が障害をうけ、難聴やめまいを起こす。メニエール病と緑内障の発症機序は共通点が多い。そして、両者ともにその治療として、内圧を下げる作用をもつ、似たような薬を使うことがある。しかし、メニエール病の根本原因や治療方法は確立されていないのが現状で、難病のままだ。

過去の調査の中で、メニエール病になった人に共通した特徴的な性格が言われている。即ち、几帳面な方、不安やストレスを抱《かか》えやすい方が、なりやすいと言われる。そのために睡眠不足にもなりやすい。なぜなら、日常生活において、全てをきっちりと、手を抜かず、完璧に物事を済ませないと気が済まない。全てを片付けて終わらせると、結果として就寝が遅くなる方が多いというわけだ。物事が少しでも中途半端であれば、逆に、それが気になり、寝付けないなどの睡眠の問題がある。私たちの外来でも同様な傾向をもつ方がいる。そして不眠や睡眠障害を合わせ持つ方も多い。最初にできるアドバイスは、睡眠を削らないような生活習慣の改善をお願いする。そして、最も大切な助言は、頑張り過ぎない「ルーズの勧め」であることかもしれない。

耳の奥にある宝石とは

梅雨が明けると、夏の夜空は流星や天の川などの天体ショーなどに思いを寄せる季節となる。ふと、どこか映画のワンシーンで見た宇宙の旅を彷彿《ほうふつ》させる。数年前の七夕の頃に、民間パイロット出身の大西卓哉さんが、国際宇宙ステーションへ向けて旅立ったことがあった。四か月ほど宇宙に滞在し、日本の実験棟「きぼう」で、マウスの実験に専念した。そして、無重力環境下における人体への影響の基礎データーを積み上げた。それに関連して、米国航空宇宙局ＮＡＳＡは今世紀までに本気で火星まで有人飛行を実現させようと努力しているそうだ。そして、その先にある惑星移住計画までを視野に入れているというから驚きである。

長期間、無重力で暮らすと人体にどんな問題点が起きるのだろうか。これは解決しておくべき深刻な課題である。無重力の宇宙では、地球上における骨の強度や支柱としての役割は乏しくなる。また、どんなに重いものを持っても、腰に負担がかからず楽ちんだ。使うのはごくわずかな指や手で押す力のみである。だが反面、長期間となると、徐々に骨も筋肉も衰えてくると予想される。それ故、その衰えを防ぐため宇宙飛行士は船内で日課の運動が欠かせないそうだ。しかも、地球上と同じ負荷の運動メニューが要求される。運動も仕事の一部なのである。万全の体調で、使命を果たすためだ。流石《さすが》に、緻密な宇宙滞在計画である。さらに、長期の宇宙滞在では、「重力を感知するセンサー」も退化することが危惧されている。

ところで、日常めまい外来において最も多い病気の一つに、この重力センサーの故障が原因で起きるめまい症のことをご存じだろうか。耳の高さにある側頭骨内に、地球上の重力や加速度を感知するセンサーが内臓されている。このセンサーの一つに、「耳石」と呼ばれる装置がある。その名の通り、炭酸カルシウムという硬そうな物質で作られている。貝殻の素材と同じである。

体にあるカルシウムと言えば、まずは、骨や歯を思い起こすだろう。しかし、これらのカルシウムはリン酸カルシウムとう物質である。硬くて頑丈な構造となっている。耳石は骨の構造とは違い、「石」のイメージに反して壊れやすい構造体である。しかも貝殻は骨よりも脆弱な素材だ。さらに骨代謝と共通し、耳石は、常に壊しては作り直している、「生きた石」である。決して「化石」のようなものではない。

病気などで寝たきり状態になれば、体にかかる重力のバランスが崩れて、「骨粗鬆症」になりやすいことがよく知られている。同様に、長期臥床になる状態では、耳石も脆くなりやすく、時に剥がれ落ちることがおきるようだ。すると、耳石の欠片《かけら》がリンパ液の中を浮遊する。まるで宇宙を漂う岩石のようになり、めまいが起きるというわけだ。これが、発作性頭位めまい症の発症機序である。この点から見ると、耳石の障害は、骨粗鬆症の病態に少し似かよっている。重力のない長期間の宇宙生活でも、骨粗鬆症と同じく、耳石の問題も起こすだろうと予想される。

そんな愛《いと》おしい「耳石」だが、私たちの身体にどんな恩恵をもたらしてくれるのか。それは、デジタルカメラに例えるとわかりやすい。撮影した画像が、ピンボケしないように微妙な揺れを補正する「手振れ防止機能」のような役割をする。耳石は、頭や体の位置がどんなに複雑に動いても、その位置情報を正確に脳に伝える役割がある。即ち、頭や身体の位置情報から、瞬時に「目玉」の位置を正確に補正して変える。細かな目の動きの微調整だけに、とても繊細な精密機能なのである。

もしも耳石機能がなくなったらどうなるか。臨床的には、両方の耳石が壊れると、歩行する時に顕著にその症状が現われてくる。頭が静止している限りでは、どうも感じない。ところが、一旦、歩行などで頭が揺れると、視界が陽炎《かげろう》のごとく、揺れて見えるようになる。そんな不思議な現象が起きる。もっと具体的に言えば、歩きながら、看板の字を見ると、くっきりと見つめられないということになる。昔は、肺結核の治療中にその治療薬の副作用で、このような症状がよく現れた。今では薬の使い方が変わり、このような現象は少なくなった。

こんな有難い大切な「宝石」を決して壊してはならず、毎日の運動習慣を身につけて骨粗鬆症の予防に励むことが、めまい防止の一助にもなるだろう。

転ばぬ先のコツ

四年ごとに開催される夏のオリンピックを見て、子共たちはその時に活躍した選手に憧れて夢を抱き、次世代の選手として成長し、二〇二〇年の東京大会をめざしていくようになる。

子供の頃には、戸外や屋内でいろんな体をつかった遊びをしたはずだ。いろんな遊びの中で、平衡感覚というものは、自然に養われて、身についていくものである。最近では、オリンピックを目標にして、幼少時からスポーツ教育を熱心にしている家庭もあると聞く。子供のころに培われる柔軟な運動能力には、時として驚かされることがある。

ところで、なぜか子どもの頃は、平衡感覚を刺激するような遊びが大好きである。赤ちゃんに「高い高い」と体を持ち上げると、泣くどころか微笑みを返してくれる。少し成長すると、自分自身で回転する遊びを好み、急に止まって、その後のめまいを楽しんだりもする。大人になってから、こんな遊びをしたら、とんでもない。罰ゲームみたいなもので、気分が悪くなるだけだ。数回、体を回転させ、その後、急に止まると眩暈がして、真直ぐ立てず、どちらか一方へ転倒してしまうだろう。

実際、回転した後におきている目玉を、傍から客観的に観察すると、「眼振」という異常な目の動きが出ている。それはその名の通り振えたような目の動きである。そして、救急車で運ばれてくる病気のめまい患者さんにも見られる眼振と同じである。遊びなどで起きる生理的なめまいと病気でおこるものとの違いは何であろうか。それは三十秒もすれば完全に消える眼振なのか、治療などで治るまで持続する病的な眼振であるのか、といった違いである。

具体的に過去のオリンピック大会で、金メダルをとった内村航平選手の最後の鉄棒演技を思い出してほしい。印象的な逆転優勝の瞬間だった。体をかなり回転させて着地し、よろけず体をピタリと止めた。一方、ライバル選手はほんの少しよろけてしまった。金銀の差は最終の着地の「体のぐらつき」だった。何故、一流の体操選手たちは強い回転が加わる演技をした後でも、よろけず転ばないのか。その秘密は体が回転中でも頭の動きをできるだけ少なくすることにある。必ず目を開けて目標となる着地点を凝視して頭部のズレを最小限にしているからであろう。もっと激しい回転スピン演技のフィギアスケートでは、体を止める瞬間の訓練は一段と厳しい。また、男子では易度の高い四回転ジャンプが、金メダルを狙う鍵となってきている。四回転は当然、着地の際に転倒しやすいので成功率が低い。選手たちはスピンの最中、決めた目標点を凝視できるように体の回転より頭の回転を少し遅らせる。決して目を閉じることなく練習し、着地の安定化を目指す。過酷な練習により、「回転後の眼振」を自力で抑制できるようになる。即ち、反復訓練により、体ならぬ小脳を鍛えているのだ。小脳には一点を凝視することで眼振を抑え込む働きがあるからだ。

この一流選手たちのノウハウは日常臨床でも応用ができる技だ。突然、病気の眩暈が起きると怖くてパニックになり、つい目を閉じてしまう患者さんが多い。場合により、自転車などから転倒して二次的に骨折や頭部を打撲する。その外傷の方が重症になることさえある。逆に頭部外傷で救急搬送された患者さんの中にも、よく話を聞くと、転倒した原因はめまいであったということもある。それ故、体や頭を傾けた動作で眩暈が起きたとしても、日頃から周りを冷静にじっと見る習慣や平衡訓練が大切だ。そのために、子供の頃から聴きなれた音楽と共に、体に染みついた夏休みのラジオ体操をお勧めしたい。年齢を重ねてもぜひ、毎日継続して頂きたい。その際に従来とは少しだけ違った点を意識してほしい。即ち、決して目を閉じず、頭や体を動かす先の視界をしっかりと見つめながらの体操だ。

転倒後の骨折防止のため、骨粗鬆症治療はとても重要であると言われ続けている。しかしそれより「先」に優先すべき平衡感覚の向上も大切だ。柔道でもケガ防止のために受け身技の練習をするが、仮にめまいで転びそうになっても、日頃の準備体操によって最小限の外傷で済むかもしれない。「転ばぬ先の杖」ならぬ、転ばぬ先の日本の体操だ。

ふらつき、それは何の警告サイン？

多くの熱中症を引き起こす夏の猛暑も、昔から言い伝えられるように「・・・彼岸まで」で終わりを告げるものだ。とは言え、熱中症は軽くなるとしても、もう少し続く。夏の間のメディアでは、高齢者の重篤な熱中症の話題を取り上げることが多かった。それ故、今の時期は少し油断してしまいやすい。

九月初め頃までの外来では、「体が怠くて、ふらふらするのですが、まさか私も」と熱中症を心配する患者さんは確かに多かった。外部の高温により、受動的に熱を浴び、異常な体温上昇をきたしてしまう熱中症である。しかし、その過程で汗が出過ぎて起こる脱水症も、しばしば合併していることが多い。ひどい脱水症になる前、初期症状として「ふらつき、軽いめまい、立ちくらみ、頭がボーとする」などが出現することはあまり知られていないかもしれない。季節の変わり目のさほど暑くないこの時期でも、こまめな水分補給を怠れば、脱水症は意外とおこりやすい。そして軽い脱水症の状態で、下痢や嘔吐などを起すような病気でも加われば、脱水状態は急速に重症化する。そうすると、ふらつきや気分不良だけでなく、激しく回るような強いめまいをおこすこともある。また失神など一時的に意識を失い、転倒して救急搬送される方も出てくる。

脱水症の予防という観点で考えると、未だふらつきなどの自覚症状がない段階において「隠れ脱水症」にも注意してほしい。高齢者では、脳（視床下部）にある「喉の渇き」を感知するセンサーが、若い人より鈍っていると言われる。そのため、めまいやふらつきなどの症状が出る以前でも、すでに脱水状態のサインが体に表れていることが多い。

例えば、日常外来診察の場において、口の中を観察すると、舌や咽の粘膜が乾燥している所見をよく見かける。そして、指先や手背に目を向けると、皮膚が乾燥して張りがなくなり、皺が増えている。さらに問診を続けると、尿の量や回数も減っていることもある。しかし、本人は全く気にも留めていない。ちょっとした、早めの水分摂取のアドバイスで大事に至らないことも多いかもしれない。

ところで、軽くてもめまいやふらつき症状を感じ始めたら、それは脱水症に代表されるように「体に不具合が出ているよ」と、いち早く知らせる警告サインと考えて頂きたい。さまざまな病気の日常診療場面において、めまいやふらつきといった症状は非常によくお目にかかる。これらの症状を起こすに至った真の原因となる病気や病態を見つけ出すことこそ、早期治療によって重症化の予防につながる。現在、処方されている薬でさえ、その添付文書を根気強く眺めると、「まれに、時に、ふらつきやめまいが出ることがある」などと、必ずと言っていいほど副作用報告の覧に記載がある。例えば、高血圧薬である降圧剤の副作用として、ふらつきやめまいの記載は多い。降圧薬が体に馴染まないうちは、急に血圧が下がったりして血圧変動が激しくなる。その結果、めまいやふらつき症状につながるというわけだ。そのような時には、別の作用機序をもつ薬への変更や減量などの調節をしてもらう必要があろう。

ところで誰もがしばしば口にする「めまいとふらつき」とはどんな違いで、使い分けているのだろうか。大概は、全く別の症状だと思われている患者さんが多いように見受ける。医学的には、じっと静止しているにもかかわらず、自分の体が動いているという感覚が「めまい」ということになるだろう。即ち、何もしていないのに「回わる、傾く、落ち込む」などの感覚異常である。一方、頭や体を動かしてみて初めて、体のバランスがおかしいと感じることが「ふらつき」と考えると、わかりやすいかもしれない。

もちろん、「めまい」と「ふらつき」のどちらとも言い難いような、中間的な症状もあるだろう。要するに、平衡感覚異常の程度が強いと自覚的には「めまい」と感じ、程度が軽いと自覚的に「ふらつき」と言い表しているようだ。また、平衡感覚異常を受け止める個人の主観の違いによって、曖昧に使い分けていることもあろう。具体的な体験で言えば、「ふらつき」とは、メガネをかけている人で考えると、体を動かす時だけわざとメガネを揺らし、周囲の物がゆらゆら見える状態で生活しているような状態だ。

いずれにしても、「めまいやふらつき」などの主観症状に対して、客観的な神経学的な証拠は、目玉が振えるような異常な動きをしているという現象を、捕まえることに他ならない。正常な平衡システムでは、体がどんな姿勢や動きをしても、その状況に応じて目玉を正確に固定させ、視野を安定化させることにある。この機構は、脳や神経の中でも一番、繊細かつデリケートな精密機械に相当する。それ故、種々な原因による体の異常や変化を知らせる早期の警告サインであることを記憶に留めてほしい。少しでも、ふらつきを感じたら、まずは水分補給をして一休み、ちょっと生活習慣の改善点を一考してみる機会にしてはいかがか。

寝耳に水のノーベル賞

二〇一六年度のノーベル医学生理学賞は大隅良典先生が受賞された。前年の大村智先生に続き、大変勇気づけられる出来事であった。しかも、ノミネートされた日本人候補者は、他にも多くおられたことも驚きだった。

　ところでノーベル賞と言えば、ダイナマイトを発明したことに端を発する。ダイナマイトはもともとニトログリセリンというデリケートでとても扱いにくい物質が主原料だ。一般的に、略して「ニトロ」と言われる。後になって狭心症の特効薬でもあることもわかった。何とも奇妙な話だが、今やニトロと言えば、心臓の薬の代表格になってしまった。爆発こそしないが、口で舐めると、頭痛がするくらいに血管が拡張する。時に血圧が下がり過ぎて、めまいをおこす副作用もある。薬としてのニトロの発見以来、他にも多くのニトロ化合物が狭心症薬として開発された。ニトログリセリンと同じく、舌の下面に乗せ、噛まずに服用する薬が多い。理由は、口の中から吸収されたお薬は肝臓などで分解されず、いち早く心臓に届きやすいからだ。

　また一方のグリセリンは私たちの体で、ありふれた物質であることをご存じだろうか。それは、お腹周りにたっぷりとある、俗にいう「脂肪」の中にある。その脂肪とは「中性脂肪」のことを指しており、脂肪細胞に貯蔵されている状態を簡略化して言っているのである。中性脂肪とはグリセリンが「ニトロ基」でなく、脂肪酸とくっついたものである。本来、中性脂肪は特に飢餓になると、分解して、燃料としてのエネルギー源に使われるため、常に貯蔵しておく必要がある。皮下や内臓の脂肪組織では蓄えきれないとすると、余剰な中性脂肪は肝臓の細胞にまで溜まってくる。それが過剰になれば、「脂肪肝」と言われる状態となる。そうなる前に、メタボ健診などにおいて、血液中の中性脂肪が高いと、「運動不足や食事での糖質や脂肪の過剰摂取に気をつけましょう」と生活習慣の改善を助言されることになる。

今になって驚くほど不思議なことに、ダイナマイトの中身は、現代医学に通じる深い物質であることがわかる。約百年も前の話だが、めまい領域でノーベル賞を取った人物がいた。平衡神経学の領域においては、有名なロバート・バラニー先生である。晩年はスウェーデンのウプサラ大学で耳鼻科の教授として活躍していたそうだ。ウプサラ大学は北欧で最古の歴史ある大学である。ウプサラは、ノーベル授賞式を執り行うストックホルムから電車で四十分程度の隣町に位置する。当時のバラニー先生は現代における平衡生理学（めまいについての医学生理学）の基礎の大部分を築いた。有名な一例として、頭をやや前屈した状態で、体を十回ほど回転させ、急激に体を止めるとその後にめまいが起きる生理現象などがある。子供の頃、誰しも一度は、遊び半分でやった経験があるだろう。正常な三半規管の生理的な作用としてこの現象が起きることを証明した。

唐突ではあるが、耳の穴の中に冷たい水を入れるとめまいが起きることをご存じだろうか。バラニー先生はこの生理現象も、三半規管の中にあるリンパ液が、外から入れた水の温度の影響で対流を起こし、結果としてめまいが出ることを証明してみせた。まさに「寝耳に水」である。いつから使われ出した諺なのかは知らない。昔の人は、寝ている人の耳の中に水を入れるようないたずらをし、驚かせたのであろうか。このいたずらなのか、悪ふざけなのかも知れないが、医学的にはちゃんとカロリック検査という正式名称がついている。現代でも立派に通用している検査である。左右どちら側の三半規管が悪くて、めまいが起きているのかを判定するために使われる。ちなみに臓器移植の現場では、脳死判定のために必ず施行しなければならない大切な検査の一つでもあり、さらに驚かれるかもしれない。

その後は、平衡生理学領域からノーベル賞の受賞者は現われていないが、めまいについてまだまだ謎だらけで、解明してもらいたい課題は多い。原因不明の病気やその治療方法については、いつか、誰かが解明してくれる日が来るだろう。それを信じて、地道な研究者たちの努力に拍手を送りたい。

そのふらつき、ウイルスかも

今年も渡り鳥たちが、要らぬ贈り物を届けにやってくる季節になった。近くの河川では、鴨たちが集団で、可愛《かわい》らしく戯れている光景を目にする。しかし、毎年流行するインフルエンザを運んでくる媒介役であると意識する人は少ないだろう。

意外に思うかも知れないが、鳥の腸管の中には、人へ感染するインフルエンザウイルスが存在し、糞として排泄されている。彼らはウイルスを腸内にもっていても、平気で暮らしている。彼らの糞の中にいるインフルエンザウイルスは、複数の経路を経て、最終的にどこかで私たちに近づき、接触しているようだ。

十一月末頃から、病院でもインフルエンザに罹《かか》る人が、徐々に増え始める。感染力が強いので一人から二人、二人から四人へと指数関数的に爆発的に広がる。罹患《りかん》した人はくしゃみや鼻水で分泌物を出し、それが次の感染源となる。それ故、外来ではこの時期の少し前頃から、ご高齢の方には、早めにインフルエンザの予防注射を勧めている。また、待合室の外来患者さんへは、「鼻周りを手でついつい触る無意識の行為を、あえて意識してやらない」ように助言する。インフルエンザの予防には「手洗いが大切」だと、誰もが知っている。しかし、「真の理由は?」と問いかけると、明確な回答は少ないようだ。電車などで、他人が無意識にする行動を観察してみてほしい。スマホに夢中になりながら、結構、知らずに鼻周りや顔を触っている。手指に存在するかもしれないインフルエンザウイルスを、わざわざ鼻の入り口付近に運んでいる行為である。特に待合室や集団での場所では、感染症をもらう危険性が高い。気がつかずに感染する経路には、無意識にやってしまう手を介した行為によるものが多いことをぜひ知っておいてほしい。

ところでインフルエンザ感染後、時にめまいを起こす方がおられる。また、「一週間ほど前から風邪をひいていた」という病歴を持つめまい患者さんもいる。このようにウイルス感染が原因でめまいを起こすことがあることをご存じだろうか。ウイルスは人体の一部と相性が良い特徴をもつ。そこへ特異的に付着し、増殖する。増えるとやがて血液に出て行き、全身に広がる性質がある。血流にのったウイルス粒子は小さいので、時に内耳や髄液中に侵入することもある。即ち、内耳炎や髄膜炎を起こし、めまい、耳鳴り、難聴、頭痛、発熱、嘔吐などの症状がでる。インフルエンザ以外にもおたふくかぜ、風疹、麻疹、水痘・帯状疱疹、単純ヘルペスウイルスなど、内耳を傷つけて、めまいを引き起こすウイルスの候補は多い。

別の感染侵入経路として、中耳炎から直接、内耳へとウイルスや細菌による炎症が波及する場合もある。中耳炎も元をたどれば、鼻から炎症が来たものである。即ち、最初は手を介した感染ルートの可能性がある。

さらに不思議な事がある。幼少時に罹《かか》った水疱ウイルス感染症（水ぼうそう）などでは、一旦、完治したように見えても、様々な場所の神経細胞に長く潜伏していることがある。免疫を獲得し、ウイルスに対する抗体（ミサイルのようなもの）を持ち続けている間は、神経細胞にウイルスが潜入していたとしても、悪さもせずに、共存している状態を続ける。年齢を重ねると徐々に免疫も薄れ、抗体が少なくなる。そして、その共存関係のバランスが崩れると、潜んだウイルスが帯状疱疹という病気の形で暴れ出す。

帯状疱疹の由来は脇腹などに神経に沿った帯状の水疱ができることからくる。体幹だけでなく、耳介や顔面にも出てくることがある。耳介にできた帯状疱疹は、めまいや難聴、頭痛だけでなく、顔面を麻痺させるという深刻な問題を引き起こす。また、耳介などに明らかな帯状疱疹を認めなくとも、ウイルスの再活性化によって、顔面の麻痺を起こす場合も少なからずある。その点で、病態は非常に複雑、かつ多様性がある。

同じような機序で平衡感覚に関与する前庭神経にもウイルスによる炎症が起きることがある。前庭神経とは三半規管などから来る平衡感覚の情報を脳へ伝えるための神経だ。前庭神経炎は限られた場所の炎症であり、通常は激しいめまい症状のみである。

このように潜伏しつつも活動するウイルスの能力は計り知れない。私たちができることは、ワクチン接種で十分な抗体を作り、感染自体を予防するか、罹患《りかん》しても軽くて済むようにすることだ。そして大切なのは自らの行為による自主防衛に尽きる。もしも、罹患してめまいや麻痺といった神経症状が出たなら、後遺症を出さぬよう、抗ウイルス薬などによる早期入院治療を開始することをお勧めする。

いつもと違う二日酔いにはご注意を

クリスマスや忘年会の時期になれば、飲酒する機会や夜更かしが絶えなくなる。人が集まれば、自然にアルコールの量も進む。普段からメタボ（肥満、高血圧、糖尿病、高中性脂肪血症）で体に気を使っている方でも、この時期だけは、「一年のご褒美」とばかりに気を緩める。糖分、塩分を控える食習慣も一先ずは小休止だ。

アルコールを過剰摂取すると、薬物としての利尿効果で体の水分が失われ、イオンバランスも乱れやすい。飲みすぎた後は、やたらに喉が渇き、塩分の多いラーメンが恋しくなるのも当然だ。飲酒して帰宅すれば、暖房器具などで湿度が低下した環境下であり、体の水分が蒸散しやすい。温まろうと少し熱めの風呂にでも入れば、さらに体から水分を失いやすい。重なる要因で、隠れ脱水症を起こしやすい時期である。

街中温泉のサウナもしかりだ。とくにひどく汗をかくような活動をした後、疲労回復のためにとサウナに入り、水分補給が不十分な状態で脳梗塞を起こした有名人もいた。

種々の悪条件が重なると、予期せぬ脳梗塞が容易に起きてしまうという事例であった。

一般的に冬期は脳梗塞のハイシーズンである。かつて、「写楽の浮世絵」をパロディー化し、「それ、脳梗塞の症状かも」と三つの主症状を紹介したテレビＣＭを思い出す。「顔の片側がゆがむ」、「片方の手に力が入らない」、「ろれつが回らない」などだ。また脳梗塞が起きやすい時間帯は就寝中、起床時、朝が多い。寝る前にコップ一杯程度の水分補給する事が予防として推奨される由縁である。私たちは寝ている間も、結構、汗をかいて水分を失っているようだ。

ところで一般的に脳梗塞といえば、漠然と脳全体を意味しているものと想像するだろう。医学で脳梗塞と言えば、普通は大脳でのトラブルを意味している。大脳から下方の部分には、脳幹や小脳などがある。これらの場所の血管が詰まり、梗塞をおこすと、主な症状としてめまいやふらつきが起こる。寒い時期に、めまいが主訴で救急搬送されると、頭の片隅に「脳梗塞かも」といつも考えながら、対応している。

幸いにも、救急のめまい患者さん全体で、脳梗塞が見つかったケースは数％と少ない。しかし、頻度が少ないからと言って、侮れない。めまいが出る場所は内耳や神経、脳幹、小脳などの病気である。これら限られた場所にある脳幹や小脳の小さな梗塞を見つけるにはレントゲン検査（脳CT）でなく、脳MRI検査（磁気を利用する検査）が有用である。脳CTで脳出血などの異常がなくても、場合により追加で、脳MRIを行う必要もある。しかし、MRI検査でさえ、とくに脳幹病変ではより小さすぎて梗塞の判定が難しいという悩ましい側面がある。

そこで脳幹病変においては、患者さんが訴えるめまいや嘔吐以外の症状が重要な鍵となる。「いつもと違う頭痛がある」、「唾が飲み込みづらい」、「しゃべりにくい」「声がかれて、出しにくい」「顔や唇の周りがしびれる」、「物が二重に見える」などの症状を伴うと、脳幹梗塞の可能性が高くなる。

小脳梗塞は脳幹病変と比べ、大きな病変なので脳MRI検査では見つかりやすい。症状としては、体を動かすとめまいやふらつきがひどくなる特徴がある。特に立って歩くと「酔っ払い」のようにふらついてしまう。また目の前の物をつかもうと、手を伸ばした時に、その手が振える。手足の麻痺はないのだが、手足の細かな運動が正確にできなくなるという症状がでる。テレビで啓蒙されている片側の手足の麻痺や脱力はない。それ故、「脳梗塞ではない」と考えてしまいがちだ。しかも、脳幹や小脳での梗塞はその後の経過で重篤になり易いものもあり、注意が必要だ。とくにめまいやふらつきがした後、「いつもより唾が飲み込みにくいな」と感じたら、重篤な経過になりうる危険なサインと受け止めてほしい。

お酒を飲み過ぎた翌朝のひどいめまいや吐き気には、安易に二日酔いと思い込まないでほしい。それは、危険な脳幹や小脳梗塞が隠れているかも知れず、寝る前と起床時にも「まずはお水をコップ一杯」飲んでみることも大切な習慣かもしれない。

頭痛のない脳腫瘍とは

酉年のような新年を迎えると、今年こそは飛躍の年にしたいと、思いを強くする方は多いだろう。鳥のイメージは空高く優雅に舞い、優れた視覚や聴覚を持ち合わせた動物を想像させる。かん高い声で鳴き、高音域に優れた聴覚の持ち主と思いがちだ。実際は人の可聴音域より高音部が一オクターブ低い弁別能力なのだそうだ。

ちなみに犬や猫は、人よりも優れた高音域の聴力を持ち合わせている。我が家の愛犬も幼犬の頃には、人には聞こえない高音域を出す犬笛でしつけた記憶がある。今や老犬となり、いつとは知れず口笛を吹いてもビクリともしなくなった。人に限らず種々の動物において、加齢と共に高い音から聴力が衰えていくものと思われる。

ヒトの聴覚の老化の場合は、両耳の聴力が均等に衰えていき、左右の差がないタイプの難聴となる。それ故、誰かに指摘されるまで自覚が乏しいことも特徴である。

外来でも、家族からの指摘により、老化に伴う両側難聴に関する相談は多い。それ以外にも、片側のみの難聴の訴えも日常的によくお目にかかる。その中でも、急に起きた片方の難聴なら、早期に受診されるだろう。しかし、片側の難聴であっても、ゆっくりと進行した場合、老人性難聴と同じで本人はひどくなるまで気づかず、放置してしまいがちになる。また、聞こえが悪いと感じても片方だけだと支障を感じず、受診までに至らないこともあろう。

自覚が乏しく、緩徐に進行する片側の難聴に加え、さらにふらつきやめまい症状を伴えば、おかしいと思い、外来受診のきっかけになるかもしれない。診察の場で、聴力検査にて高音域が低下した片方のみの難聴を指摘すると、自覚が乏しいことが多いので、中には驚く方もいる。逆に、片側の難聴を先に自覚して受診した際には、めまいやふらつきがないかどうかも問診する。すると「少し前から軽いふらつきがあるかも」と言われたりする。

重要な点は徐々に進行した片方のみの難聴と、それに伴うめまいやふらつき症状だ。しかもめまいやふらつきはさほどひどくない。このようなゆっくりとした症状経過では、専門医の頭の中では脳腫瘍の疑いを持つ。そして脳のCTレントゲン検査や脳MRI検査（磁石を用いた装置）を受けることを勧める。この際、診断が明確になるまでは、心理的なストレスをかけないように心掛けている。

一般的に、持続する頑固な頭痛が主訴で来院した場合、「まさか脳腫瘍ではないでしょうか」と患者さんの側から口にすることが多い。この聴力に関係する脳腫瘍は聴神経腫瘍と呼ばれ、頭痛はごく稀だ。何故なら、その聴神経腫瘍がかなり大きくなれば頭痛がでるが、その前に難聴やめまいなどの症状が先に出やすい場所に腫瘍ができるからだ。聴神経は前庭神経と蝸牛神経という二つの神経の束で構成されている。聴神経腫瘍はめまいを起こす側の前庭神経から多く発生し、徐々に聴力に関する側の蝸牛神経を巻き込む。しかし、症状はめまいを自覚するより、難聴の方が先に出ることが多いという不思議な特徴をもつ。聴力検査では、高音の低下が目立つ難聴であることも特徴だ。従って、初期の片側の難聴は高音域のみであり、患者さんにすれば日常会話には関係のない音であるため、気がつきにくい。後から出てくるめまいやふらつき症状もひどくない。頭痛もないので、受診も遅れがちとなる。こうした特徴によって、残念ながら数年間も放置し、脳腫瘍が大きくなってしまう症例も時に見かける。

脳腫瘍全体から見ても、聴神経腫瘍は決してめずらしくはない。幸いなことに、医学の進歩により早期に見つかれば、脳の外科的手術を受ける必要がなくなってきた。それはガンマーナイフ治療のおかげである。その原理は、虫眼鏡で光を集めて、紙の一点を黒焦げに焼切るがごとしである。種々の角度からの放射線をうまく組み合わせて当て、患部のみに集中させる治療だ。それは、正常な脳にダメージを与えず、副作用を少なくするものだ。

このガンマーナイフの恩恵にあずかるためには、いつから起きたのか明確に言えない片側の難聴と、その後に起きてくる軽いふらつきやめまいの組み合わせに注意を向けてほしい。早期発見をすることで、今や聴神経腫瘍は手術をしなくて済むような時代になった。その早期発見のためには、携帯電話などの会話の声よりも、耳元で自分の指をやさしくこする音に耳を澄ませてほしい。この音の中には鳥の鳴き声に近い高音成分を含む。とりあえず、指先で左右の聞こえ方の差をチェックしてみてはいかがか。

意外と身近な低酸素

空気の澄んだ時期、遠くから見る冬山の壮大かつ静寂な景観は、冬季ならではの楽しみとなる。これからの暖かくなるにつれて、健康と趣味の両面で、近くの山でトレッキングや山登りをする方も多くなる。富士山が世界遺産に登録され、一度は高い山頂から眼下を見下ろしたいと思わせる、そんな気分にもなろう。

ところで、富士山のように高い山へ登る際には、高山病に注意する必要がある。登山の途中は、森林浴や新鮮な空気といった良いイメージがある。一方、高い山ほど空気が薄くなると思い込んでいる。しかし、高山病を起こす海抜三〇〇〇m以上の山でも空気の濃度はさほど変化せず、薄いわけではない。実際は、大気圧が低下する影響によって酸素不足となる。即ち、空気や肺は正常でも、高い所では気圧が低いので、血液の中へ酸素が十分に押し込めなくなる。結果、体の隅々では低酸素状態に陥る。

代表的な高山病の症状はめまい、頭痛、吐き気や脱力などがある。低酸素となる環境変化を、めまいなどの症状の出現によってこれ以上に重篤とならぬよう、早めに警告してくれるようなものでもある。プロ登山家たちは指先に体の酸素状態を測る小型機器（パルスオキシメーター）を装着し、携帯することがあるそうだ。高山病の症状が出る手前の酸素レベルを見極め、登山ペースを遅くし、体を順応させていくためだ。

さて、外来にて女性患者さんが、めまいを主訴に来院した場合、鉄欠乏の貧血を自ら疑う方は多い。鉄欠乏性貧血では赤血球の赤い色素であるヘモグロビン濃度が減少している。その役割は、肺から取り込んだ酸素を体の隅々まで運ぶことである。目的の所に届いたら酸素を切り離し、相手に渡す。まるで郵便物と同じで、ヘモグロビンは酸素をいれた封筒の役割だ。貧血もひどくなると、体の隅々に十分な酸素が届かず、低酸素状態となる。通常、鉄欠乏性貧血はゆっくりと進行するために、高山病と同じようなレベルの低酸素になるには、相当な日数がかかる。そのため、体も順応しやすい。ひどい貧血になるまではめまいなどの症状が出ないことが多い。

しかし、貧血でもより多くの酸素が必要な運動負荷が加わると、以前と違って息がはずみ、「ふらふらする」、「ふーと気が遠くなる」などの症状を感じ始めるだろう。脳の隅々に酸素が十分に行き届いていない症状だ。実は、体のバランスを司る三半規管や耳石も酸素不足には非常に脆弱である。これらの器官は脳の一部が特殊化した精密機器のようなものだ。この超小型機器は単位面積当たり、非常に多くの酸素を消費する。それ故、脳の中でも、より敏感に低酸素を反映する器官であると言える。

その他、心臓病や肺疾患でも、体の隅々では低酸素を引き起こす。心臓というポンプが悪いと酸素を運ぶ血液自体を十分に送り出せない。一方、慢性肺疾患では肺が悪くて、外からの酸素を、血液に十分取り込めない。これら疾患がありながら、運動負荷をすると、時にめまい症状を起こす。

しかし、心臓病、肺疾患や貧血もなく、健康そうな人が毎日、知らずに低酸素状態にさらされている場合がある。それは睡眠時無呼吸症候群の存在だ。睡眠中に息が止まり、体は数秒間、かなりひどい低酸素に陥る。そうであるにも関わらず、眠っていてその状態には気づかない。まるで、夢の中で急いで富士登山をしているかのごとしだ。そして数秒間したら、ジェットコースターに乗って下山し、麓に戻っているような、そんな急激な酸素変化だ。その点、ある程度の時間がかかって低酸素が起きる貧血や他の病気とは大きく異なる。重症な睡眠時無呼吸の方では毎晩、酸素吸入が必要となるくらいの低酸素状態である。まるで、七〇〇〇m級のエベレスト登頂を果たしている人もいるくらいだ。これらの観点から、睡眠中や起床時にめまいを起こしたエピソードをもつ方は、特に注意してほしい。

このようにめまい症状を起こす低酸素の背景には様々な病気や病態が関わっている。日常において、いろいろなタイプのめまい症状を経験する人は多いと思われる。軽いめまいなら、様子見ようと思い込んでしまうのも当然であろう。しかし、このようなめまい症状こそ、無視せず、危険を知らせる登山道の警告板と考えてもよいかも知れない。

そのめまい、予防できる

三月中旬頃になると、辛《つら》そうな花粉症状を訴える患者さんが急に増えてくる。医師側の頭の中では、「二月初め頃から、薬で予防しておけば、これほどには・・・」と思いながら向き合う。しかし、現実には、ひどくなる前からの予防投薬はまだ一般的に浸透していないようだ。予防せずに放置し、その後ひどい症状が出た段階では、薬が効きにくくなる。そして鼻水、鼻閉や頭重感が続き、日中の倦怠感や夜の深い睡眠も妨げられ、体調が悪くなる。

この時期の花粉の影響も多少はあるのだろうか、めまいを主訴に来院される患者さんも少なくない。その中で、過去に軽いめまい症状を反復していながら、放置している方も決して珍しくない。もちろん、軽いめまい症状の段階で、ひどいめまいにならないような予防対策やめまいの原因に対する治療を始めたほうがよい。救急車で運ばれてくるような激しいめまいを経験した患者さんは、二度とこんな辛い思いはしたくないと、退院時に本音を漏らされるからだ。しかし、めまいの原因検索や予防対策は花粉症のように単純なものではない。複数の危険因子が関連し合っているからだ。そのため、めまいの性状を詳しく問診することが大切となる。

単に「めまいがする」という表現は、非常に曖昧になりがちだ。時として、正しい症状として医師には伝わっていないこともある。さらに各自が、めまいを違った意味で理解して使っていることもある。誰もが共通認識している代表的なめまい症状とは何だろうか。やはり多くは「グルグル回る」感覚のようである。そのように訴えている時、目玉に強い眼振（異常な眼球運動）が、医学的には現れているだろう。即ち、三半規管やそれに関連する脳の平衡システムの障害が強いことを意味している。

逆に「これはめまいではないだろう」と思い込んでいるめまいのこともある。例えば、「ふらふらする」とか「体や頭を動かすとファーとする」とか「頭がおかしい」などと表現する症状だ。しかし、診察の結果、ひどくなくても眼振の存在があれば、これも医学的にはめまいと言える。即ち、医学でいう「真のめまい」を裏付ける一つの証拠が眼球運動の異常というわけだ。このようなめまい症状が出る背景には、高血圧、糖尿病、高脂血症などの生活習慣病がしばしば見つかる。

逆に、医学的にいう「真のめまい」ではなくても、「めまいがする」、「ふーとする」と訴えている場合がある。詳しく尋ねると、「血の気が引くような」や「目の前が暗くなり、気を失いそうになる」などがある。失神し、気を失っても、「めまいがして倒れた」と表現することさえある。これらは心臓などの循環器疾患で起こる症状によく見られる。急激な血圧や血流の低下により、脳全体へ酸素が十分に行き届いていない病態だ。危険な不整脈や心臓の機能低下の可能性があるだろう。

従来から、心臓を悪くする原因には、やはり生活習慣病の合併が強調されている。血圧、血糖値、コレステロールや中性脂肪、肥満、食塩過剰など、食習慣や運動習慣が関与する。加えて、喫煙も指摘されている。

最近では、心疾患と睡眠習慣ついても、その因果関係が強く言われている。睡眠障害を放置すれば、心臓への負担が長期間にわたり、積み重なる。慢性的な寝不足、不規則な睡眠リズム、眠りが浅いなどである。さらに、自覚がないまま潜み続ける睡眠障害もある。ふつうに眠っているつもりでも、ひどくいびきをかいている場合などだ。いびきの谷間に、しばしば無呼吸が起きる。しばらくして爆発的に吸い込んで息を再開する。その大きく吸い込んだ瞬間、心臓には大きな負担がかかる。この無呼吸を長期間、未治療のままにしておくと、やがて不整脈や高血圧の原因にもなる。

現状では、家族から指摘を受けても、強くプッシュされない限り、重い腰を上げようとしない。それ故、人間ドックを行う病院において、睡眠検査まで行う施設も増えたように見受ける。さらに、起床時や明け方に激しいめまいを起こし、緊急入院した方をよく調べてみると、睡眠時無呼吸が原因であったことも珍しくなくなってきた。

軽いめまいだからと放置せず、その背景には必ず、その症状を引き起こす病気が絡み合って、隠れていることを知ってほしい。従来の生活習慣病のみに注目するだけでなく、睡眠習慣まで点検してみる必要がある。そうすることで種々なめまい症状の予防につながる手がかりとなるだろう。

嚥下シリーズ

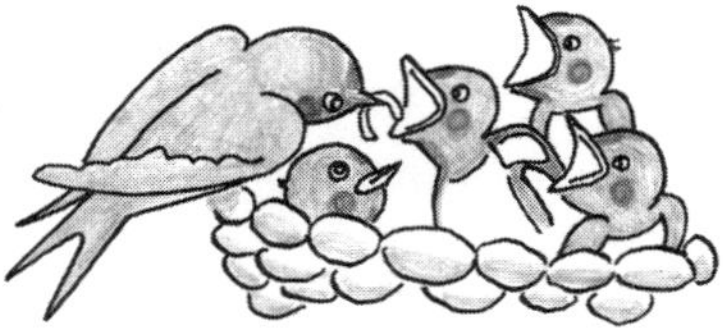

おしゃべりの代償

薫風の候、家族や仲間と行楽の計画を立てることが多くなる。そんな折、会話やSNSによってコミュニケーションをとることは、世代を問わず、脳を活性化する。気持ちや心の状態を効率よく伝える手段として、ユニークな絵文字やスタンプといったものが工夫され、進化し続けている。スマホという道具を手に入れたからこそ、できた進化であろう。

ところで、なぜ人は他の動物と違い、音声を巧みに操り、複雑な会話や思考ができるように進化したのか。まず、人に近いチンパンジーはどうだろう。普段は静かで声を出さないが、威嚇したり、差し迫る危険を知らせたりする時には、キーキーと高い音をあげて、相手に伝えようとする。音以外にも歯を見せるなど、威嚇した顔の表情を作る。また、体を大きく揺さぶり、危険を知らせる行為を補助手段にする。最小限の音声と他のコミュニケーション手段を組み合わせている。

しかし、人は単純な音声から、複雑な言葉や言語を進化の過程で獲得した。大脳（前頭葉）にある言語を司る部位（言語野）が進化したためと言われる。まずは木から降り、二足歩行を手に入れたことに、端を発するようだ。即ち、前足の部分である手が、自由に使えるようになった。手が器用になれば、複雑なことができる。手を司る脳の部分が、飛躍的に発達した。医学では、右が利き手である人の言語野は、多くは左側の前頭葉にある。それ故、左側の脳梗塞になると、右手が麻痺すると同時に、相手が言うことは理解できても、自らはしゃべり難くなる。また、文字も書き難くなる。これら神経症状からして、手と言葉には進化の関連性があると想像できる。

そして手元を器用に使うには、物をじっと見つめる目の機能（固視機能）も進化する。目は本来、落ち着きなく動き回るものである。むしろ、じっとさせる方がより難しい。まるで、落ち着きのない子供をしつけるようなものだ。自然界では、狙われるものは、捕食者からの危険をいち早く、察知する必要がある。目を絶えず動かし、周囲の環境に注意を払わなければならない。逆に捕食者は視野の周辺部で動くものがあると、本能的に目がその方向へ素早くむく。そしてそれが獲物なら、少し離れた距離から獲物をじっと見据えて、その動きを捕らえ続ける。

しかし人の場合、自由に使える手の発達と共に、手元の近距離を長い時間、立体視できる素晴らしい固視能力を獲得した。そのため、簡単な道具を作ることが出来始め、反復練習にて目と手の協調運動がより発達した。人類文化の歴史の始まりと言える。

さらに道具を用いて、効率的に獲物を取る知恵が蓄積される。一人よりも、仲間で狩猟した方が効率は良い。そこで互いの顔は見なくとも、コミュニケーションできる手段として、音声に複雑な変化をつけた。音声で合図や意図を伝えれば、効率はより良い。人ならではの進化がここにあった。

さらに、仲間同士で共通した認識を持つため、音声を用いて道具に名前をつけた。音声によって意味づけられた話し言葉が、徐々に積み上がる。体系化された音声は、やがて言語へと確立していく。音声による知恵は、人から人へと簡単に伝わり易いが、永続して残りにくい。そこで次に、音声から絵や絵文字の記号を、手で書き残す知恵へと進化した。そんな悠久の時間の中、他の類人猿とは違って、より高度な音声を作り出すため、徐々に大きな舌と首が長くなる進化を遂げた。

この口と喉の構造的変化はまるで優秀な管楽器と同じだ。喉の長い管と大きな舌を用いて音を変化させる。変化した音をさらに共鳴させせ、複雑な音が出せるようになった。

その複雑な音を出すことを、オーケストラに例えるなら、指揮者は言語野の脳である。この一連の進化は、医学や生物学的な基礎の上に成り立ち、今日のような文化や文明が出来上がってきた。

しかし、この素晴らしい進化は超高齢者社会を迎えた現代において、医学的見地からみると大いなる弱点となった。即ち、この進化が誤嚥性肺炎の始まりであったとは、誰も予想だにしなかった。

誤嚥防止のコツをのみこむ

六月に入ると、ツバメが巣作りに忙しく飛び回る季節である。やがて家の軒先では愛らしい雛の誕生を待つことになる。ツバメは漢字で「燕」と書く。その横に「口」辺を付け加えると「嚥《えん》」となる。ツバメの雛が嘴《くちばし》を大きく開け、親から餌をせがむ様子が目に浮かぶ。親鳥は雛の口の奥へ、幼虫などの餌を差し込む。雛は、それを一気に丸呑みする。そんなイメージから「嚥下」とは食べ物を飲み下すという意味を表わしている。

さらにツバメの英語名は「スワロー（ｓｗａｌｌｏｗ）」という。そうプロ野球の某球団の名前でも有名だ。一方、別の意味もあり、「グイッと飲み込む」という動詞でも使われる。どうやらツバメと嚥下は、東西を問わず、深い関係にあるようだ。同じ鳥の言葉に「鵜《う》呑みにする」がある。魚を噛まずに丸呑みするイメージだ。しかし、少し良くない別の意味で使われることが多い。丸呑みする餌の大きさによって意味が変わるのであろうか。どうやらツバメの方に分《ぶ》があるように思われる。

要するに、「嚥下」とは飲み込む動作そのものをさしている。しかし、人の場合、鳥と違って丸呑みは危険である。時に喉につまり、窒息して大変なことになりやすい。食物の通路（食道への入り口）は、呼吸の通路（気管へとつながる喉頭《こうとう》）と隣合わせに存在する。その分岐点は、車の交通に例えるなら、交差点の信号のようなものである。通常は、息のみを優先的に通行させ、嚥下時には食べ物を優先して通過させる。そのために、息の方を一時的に止めて、交通整理をする。

人では進化の過程で、その分岐点が、重力の影響をより受けやすい、下方へと移動した。結果、他の動物より、低い位置に交差点が存在する。従って、食べ物を通過させる交通整理に、少し時間がかかるようになった。難易度の高い交通整理である。そのため、食べ物を素早く、スムースに通過させる工夫が必要となった。その工夫とは、食べ物をよく噛んで（咀嚼）、嚥下しやすい大きさ、形や硬さ、そして唾液などで水分をより含んだ滑りやすいものなどに変えることだ。

高齢者では、餅などの食べ物をのどにつまらせ、救急車で搬送された話を耳にする。何らかの嚥下や咀嚼の問題を抱えていることが多いからだ。あまり噛まずに、丸呑みするとトラブルになり易い。老化と共に衰えてくる体力や筋力低下と同様、咀嚼機能や嚥下機能も衰える。

ここで人為的に嚥下困難な状態を体験していただこう。まず首を後屈し、天井を見上げながら、首を伸ばした姿勢で、唾を嚥下してみる。飲みにくいことに気がつく。頸の筋肉が適度にリラックスした位置が、重要であることが解る。次に、下顎の力を抜き、口を半開きした状態で嚥下する。口を閉じておくこと、顎が下がらないように、歯を合わせることの大切さもわかる。普段なら、無意識にしている嚥下動作だが、無理な姿勢の摸擬体験を通じて、嚥下障害の病態の一端が理解できたであろう。

さらに、嚥下機能そのものに問題がなくとも、飲みにくいことが起こる。それは鼻つまりである。そこで指で鼻をつまみ、飲み込むとどうなるか。経験的に、風邪などで鼻がつまると、飲み込みにくいと感じたことがあるだろう。鼻がつまっても、うまく伝えられない赤ちゃんなら、自然とミルクを飲む量が減り、機嫌も悪くなり、泣き続けることになる。

ある人の調査によると、我々は一日平均五百回くらいの嚥下動作をしているという。そして睡眠中も、唾などを飲み込んでいるから驚きである。もしも、嚥下機能に問題をもっていて、睡眠中に、唾液と共に口腔内にいる細菌などを誤嚥したらどうなるか。誤嚥した細菌の量や種類と、体の抵抗力の綱引きによって、時には肺炎を起こすかもしれない。一見健康そうに見えても、加齢と共に軽い嚥下障害が忍び寄る。高齢者の誤嚥性肺炎の多くは、食事中というよりも、自分でも気がつかない睡眠中に発生していることが明らかになっている。

最近、痰が増えた、食事中に水分がむせやすいなどの症状が、早期の嚥下障害のサインだ。この時期、ツバメの巣を見つけては、嚥下がもたらす健康について、少し考えてみる機会にしてはいかがか。

くれぐれも、軒先のかわいらしい雛に見とれ、首を伸ばして、唾を飲み込まないように注意していただきたい。

一瞬の幸せ、のど越しとは

本格的な夏となれば、冷たいビールや炭酸飲料がうれしい。ゴクゴク飲み干せば、なぜか至福の声が上がる。最後の一滴まで、楽しみたい気分となる。グラスやペットボトルを傾ければ、首を伸ばし、顎を上げる格好だ。しかし、嚥下医学の視点では、この姿勢は誤嚥しやすい状態である。若い頃は、こんな不利な姿勢でも、気にせず、一気に飲めてしまうのが不思議だ。

テレビＣＭなどで、若い人がうまそうに飲む映像を見ると、首が真直になる流線型の方が、「のど越し」が良さそうに誤解することもあるだろう。豪快なＣＭで、ゴックンと音を鳴らした瞬間、喉仏《のどぼとけ》が動くことに注目する人は少ないと思う。

この漠然とした「のど越し」の正体は何だろうか。この言葉を利用して、のどを通過するうまさをアピールする、某ビールメーカーもあるくらいだ。暑い時期の素麺や冷麺なども、確かにのど越しがいいと感じる。「のど越しの良さ」とは、まさにゴックンと嚥下しやすい性質をもつ素材である。加えて、のどを通過する間、心地良い刺激を感じることであろう。

もちろん嚥下する前の口の中にある状態も大切だ。舌の味覚や噛み砕いた食塊の大きさや舌触りなども、その後に続くのど越しに影響するからだ。のど越しの良さを決める特性は、冷たい温度、適度な刺激の触感、つるりとした食感(滑りやすさ)などであろう。

食物がのどを通過する場所には、これらの特性を判断する知覚センサーがある。残念ながら、のどの奥にはうまみや味覚を感じるセンサーはない。この知覚情報は、即座に脳に伝わる。そして、嚥下に関わるのどや首の筋肉が正確に動くよう、脳から反射的に指令が下る。材料がもつ刺激と食感の絶妙なバランスが、「のど越し」の良さと関係するようだ。

飲料系は一見すると、のみやすいイメージがある。しかし、水分の嚥下は、姿勢や重力の影響を受けやすい。水分は、誤嚥しやすい素材でもあることも知ってほしい。そこで嚥下の医学的評価には、「水飲みテスト」を用いている。普段、コップで飲む量ではない。小匙一杯程度の少量の水を数回飲む。そして、むせた回数を調べる。

「むせ」とは、気管の手前にある喉頭《こうとう》へ水などが入り、息がつまりそうになることだ。喉頭へ侵入した水などを、排泄しようと咳が続く。即ち、「むせ」は誤嚥であり、嚥下障害の初期サインでもある。最近、むせることが多くなったと思いながら見過ごすと、徐々に痰が増えてくる。嚥下障害は、肺炎の既往をもつ高齢者や、脳梗塞後遺症を持つ方に多い。

そもそも、体には、誤嚥に対して複雑な防衛システムが備わっている。水がのどから食道へ入るまでの嚥下では、二つの重要なドアが誤嚥防止として働く。一つは、声門のドアであり、嚥下時に〇・五秒間ほど閉じ、息の通り道を塞いで水分などの浸入を防ぐ。二つ目は、食道入り口のドアだ。逆に、このドアは、嚥下時に〇・五秒ほど開いて、水などを受け入れる。さらに、食道のドアが開くと同時に、食物や飲料水の通り道をより広げるため、喉仏が必ず挙上する。そこで、首を伸展して嚥下しようとすれば、喉仏（実際は、甲状軟骨と呼ばれる軟骨の突出部であり、一般的にその部位あたりを指して俗にこう呼んでいる）正常な動きを制限してしまうことになる。

ゴックンとする嚥下動作は、無意識のうちに一瞬にして終わる。その時間は、まるで精密機械のように絶妙なタイミングを計っている。二つのドアは巧みに、バランスよく開閉し、喉仏の拳上との連携プレイが行われる。一連のこの動きは脳の指令によるものだ。しかも「のど越し」の知覚情報を脳が分析し、その後、瞬時に作動するというわけである。

嚥下障害は、一般的に脳の老化と共に徐々に起きやすくなり、ひどくなりうる。さらに、年齢と共に頻度が多くなる脳梗塞、パーキンソン病や認知症の進行などの脳の病気が加われば、より誤嚥の頻度が増加するだろう。それ故、高齢者や、これらの合併症をもつ方では「水を飲むとむせる」という訴えが多くなる。わずかなむせでも辛《つら》い。その頻度が増えれば、水を飲むことを、自然と控えるようになってしまうだろう。

暑くなれば、熱中症や脱水症に気を使う時期でもある。しかし、高齢者ではのどの渇きを感じない特徴もあると言われる。さらに、誤嚥しやすい水分により、むせが多くなれば、なおさら水分摂取が、少なくなってしまうかもしれない。水分の取り方や量には、特に注意を払ってほしい。一気に豪快でなく、ちびちびと細目に、適度に冷えた、そんな水分摂取の大切さも、見つめ直すよい機会にしてはいかがか。

コウノトリは夢を運ぶ

夕暮れ時、岡山県の美星町にある天文台を、ふらっと訪れてみた。満天の星が非常にきれいに見える場所に、やはり天文台はあった。偶然にも、土星と木星を同時に、見せてもらう観察会にめぐり合えた。南向きの夜空に少し離れて、並ぶかのように二つの星は輝いていた。大きな望遠鏡から、初めて見る土星の輪と木星のスジに、訪れていた子供たちの瞳も輝いていた。夏の夜空は、不思議と宇宙への好奇心を掻き立てる。

現代では、ほぼ毎年のように日本人宇宙飛行士が、国際宇宙ステーションで活動しているニュースを目にする。華やかな陰で、日々の宇宙生活に目を向けると、大切な食料と水をどのように運んでいるのかが、気になってきた。それらは定期的に、地上から他の物資と共に、輸送しなければならない。まるで、季節の食品を届ける宅配便のごとくである。その中でも期待の星が、種子島から打ち上げられる日本のロケットだ。それに取り付けられる補給機は、限られた積載量である。その中にある飲料水は約〇・六トンもあり、かなりの重量や場所を占める。一方、食事である宇宙食の方には、食材に含む水分量を減らしたい。そのため、宇宙食にはフリーズドライ食品が多い。

フリーズドライとは、食品を急速冷凍した後、減圧して真空状態にすることで、食品を乾燥させる製法である。一定量の決められた水やお湯を加えれば、簡単に元の食形態に戻すことができる。

ところで、宇宙食に用いるフリーズドライ食品などは、厳しい検査や審査基準をクリアした、優秀なエリート食品だけが採用されているそうだ。軽くて、長期保存に優れ、栄養成分や風味も損なわないことは当然である。しかし、最も重要な点は、飲み込みやすさの工夫がなされていることだ。適切な増粘剤を調合した宇宙食は、物質の特性にまでこだわる。即ち、物理の粘性度、弾性度、流動性、変形性などを数値化し、考え尽くされたスーパー食品だ。まさに、宇宙食はサイエンスの世界なのである。スーパーで、私たちが気軽に買うフリーズドライのみそ汁などとは、少し訳が違う。この宇宙食で用いる理論は、病院などで提供する嚥下食の考え方と大いに共通する。

そもそも、上下左右がない宇宙の無重力環境を、地上に例えるなら、横に寝て、食事をしている状態にやや似ている。即ち、誤嚥しやすい環境で、宇宙飛行士は食事をしているというわけだ。そのため、ほとんどの宇宙食には粘性などの適切な特性を持たせ、嚥下しやすい工夫が施されている。宇宙では水分を多く含む食事は、口に入れても食べづらく、飲み込みにくい。さらに、基準以下の低い粘性をもつ食形態では、スプーンで保持できず、無重力空間を、バラバラになった食塊がプカプカと浮遊し、思うように食べられない。飲料水にいたっては、コップに注いで飲むことなど、到底できない。ストローを用いるが、水バッグを手で押すように補助して、口に入れなければならないという。地上で行うような、ストローで吸い込む動作では、時に誤嚥してしまうかもしれない。一口ごとに飲み終わると、水滴が飛び散らないような注意も必要と言われる。宇宙での水分摂取は、気を遣うやんちゃな存在のようだ。

さて地上での話に戻すと、嚥下障害がある方にとって、水は誤嚥しやい代表的な素材であることを強調しておきたい。嚥下障害がある方にとって、健康な時のイメージで、素早く、一気に水が飲めない。急いで連続して飲めば、誤嚥する。従って、飲み方も自分のペースで、少量ずつとなり、時間がかかる。ともすれば飲み疲れて、やめてしまうかもしれない。すると自然に水分量が減り、脱水気味になりやすい。その対策として、お茶や汁気の多いものには、適量の増粘剤を加えてトロミをつけ、飲み込みやすい形態に変える必要がある。

食事も同じで、例えば、日常的にあるゼラチンなどを加えて冷やし、ゼリー状の食形態にすれば、つるりと誤嚥せずに飲み込める嚥下食へと変身する。ゼラチンゼリーの粘度は、嚥下するには程よいとされる。咽《のど》を通過するわずかな時間、食塊が細かく砕けず、滑り台を降りるがごとく、咽を通過することができる。

しかし、寒天を用いたゼリーでは、そうはいかない。なぜなら、寒天ゼリーの食感はゼラチンゼリーに比べ、弾性力が強いからだ。寒天ゼリー塊は飲み込む際、咽の形状に合うよう、柔軟には変形してくれない。時には、大きめの食塊が変形せずに、そのまま咽を通過し、つまりそうになる。

これら具体例からみても、適切な増粘剤を調合した嚥下食は、その粘性、弾性、流動性、変形性などが重要なのである。これもまさにサイエンスの世界で、嚥下食が単純なおかゆやレトルト食品などとは違うことを理解して頂けたであろう。

飲み水や食事は生きる糧である。しかし、科学的根拠に基づき、状況に応じた食形態の安全性も、担保されなければいけない。そうでないと、せっかくの食事も楽しむことはできない。これからも宇宙食と共に、嚥下食は発展していくものと、大いに期待できるところだ。夏も終わりが近づき、そんな食に対する夢が、何となく頭の中で浮遊している。そろそろ、次なる日本の補給機「こうのとり」が、飛び立つ日を待つことになるだろう。

ちょっと身につく栄養の話

ほどなく実りの時期がやってくる季節となった。秋刀魚、栗、木の実、サツマイモ類を始め、梨や柿などの果物、キノコ類、根菜など、食材が豊富だ。旬のものを少しずつ、バランスよく頂くことが心と体によい。四季のある日本では、旬の食材を大切にしてきた歴史文化がある。四季を楽しむことは、食の旬を知ることでもあろう。病院食でも、できる限り、旬な食材をうまく利用するように、管理栄養士さんたちが工夫をしてくれている。この時期の食材は、栄養価が高く、糖質も多く、脂の乗りもよい。医食同源で言えば、暑さで衰えた体力や体重低下、さらには気力や気分までも回復させるような循環サイクルの意義があると言われる。それ故、多少の体型変化も、季節の中における自然な流れではなかろうか。

しかし、現代では保存や生産技術の向上で、旬を過ぎても、スーパーの店頭に並び続ける食材が多い。美味しければ、同じものをしばらく取り続けてしまいがちだ。そこで問題になるのは、カロリーオーバーや栄養バランスの乱れである。

どこかのＣＭであったように、「糖と脂」が多い食事ほどうまいので、やみつきになり易い。即ち、糖や脂を食することは、生きるためのエネルギーに直結するからだ。従って、本能的な報酬となる幸せな感覚を脳に与える。昔から、飢饉や飢餓の歴史の中で、人類も他の動物も耐えて、生き延びてきた。一時的に食材が豊富なら、その時には次の飢餓に備えて、できるだけ体に蓄えようとする。進化と環境適応の過程で、遺伝子的機構が、自然に組み込まれているようだ。それ故、食習慣で自制をかけない限り、常に手が届く所に食べ物がある環境では、本能的にブレーキがかかりにくい。エネルギーの貯蓄ばかりしていると、糖尿病や肥満の体質に傾き易くなる。

そこで、毎日のカロリーは、どれくらいが適切なのかを、知っておく必要があろう。運動量や活動量により異なるのは当然だ。体格、身長、年齢、性の差でも違う。昔話になるが、陸上自衛隊の健診に行った時のことを思い出す。若い自衛官では、一日四〇〇〇cal近くの必要エネルギーがいると聞いて、驚いた記憶がある。一食あたり約一三〇〇calであり、ビーフカツカレー大盛りに相当する。教育訓練中の若い自衛官は、午前と午後にある体育の時間で、一〇㎞のランニングを毎日、普通に完走しているそうだ。活動量により大きく異なる極端な例である。

そこで、まず覚えやすい数字を見ておきたい。普通に活動している、一般の若い成人の、一日の必要カロリーを参考にしてほしい。成人男性で二五〇〇cal、女性で二〇〇〇calくらいだ。病院のベットで療養し、安静にしている場合、一日の最低必要カロリーは約一二〇〇から一五〇〇cal程度になる。個人差があるので、一般的に、一五〇〇cal前後の食事を提供している病院が多いであろう。「いつも食べている食事からすれば何か物足りない」と、患者さんからよく耳にするのも当然だ。より正確には、年齢や性差による基礎代謝量なるものを考慮し、各個人の身長に見合う理想体重と、個々の活動量の数値を掛け合わせて、総カロリーを算出する。

ここで、嚥下障害をもつ高齢者の視点で、一日の総カロリーを見ると、状況は少し違ってくる。一日の必要カロリーを上手に取るためには、どのように食材を工夫したらよいのかが、難しい問題となる。しかも、カロリーだけではない。糖分、タンパク質、脂肪分などの三つの栄養バランスの問題もある。

一日のカロリーは、三つの栄養素のカロリー配分を考えて構成する。おおよそのカロリー比率は、糖（ご飯もの）五十－六十％、蛋白（魚肉もの）十－二十％、脂肪（油もの）二十－二十五％位を目安にする。そのため、スーパーなどで、食品の裏面にある成分表示をみる習慣を、ぜひ身につけて欲しい。表示された糖、蛋白、脂質などのグラム数に四－四－九（一ｇあたり糖四cal、蛋白四cal、脂肪九cal）を掛け算する。すべて足し算すると、総カロリー数字が出る。普段から注意して見ていると、食品のカロリーや栄養バランスが、理解できるようになる。

嚥下障害の方では食形態の工夫もしなければならない。使う食材も限られ、カロリーも不足しがち、栄養バランスも乱れやすい。従って、栄養バランス補助食品ゼリーなどを、上手に活用し、裏表示を参考にする必要があろう。各メーカーも努力している。旬の食材を想像させるように工夫して、とろみ食などを提供している。それらを組み合わせて、最低限の一日の必要カロリーや栄養素を確保する。家庭では、嗜好品や旬の食材を擦り下ろしたり、ミキサーにして細かくし、それをゼリー寄せなどにして、一手間を加える。無理のない小量を取るようにすれば、季節感も味わえて、嚥下食を楽しむことができるだろう。

高齢者で嚥下障害のある方は、ともすれば体重減少に傾き易い。それに伴い、サルコペニア（筋肉量が減り、筋力や身体能力の低下を起こすこと）という問題も抱えてしまう。栄養を含めた食育を、この季節に実のある内容に整理しておきたい。

食欲の出る医学アラカルト

初秋は、グルメ雑誌などに刺激され、行楽に出かけたいと思う気分となる。体を動かし、心身共にリフレッシュする機会が増えれば、食欲も全開となる。四季のリズムの中で、秋は運動と食事で体調を整える季節かもしれない。そこで秋の代名詞である「食欲」について少し考えてみた。

まず、元気な胃からは、食欲を上げるホルモンが出ていることをご存じだろうか。胃からでたホルモンは、最終的に脳（視床下部）の摂食中枢という部位に届けられる。これによって、脳で空腹を感じて、次に食べるという行為を起こすに至る。そのホルモンは日本人の研究者により発見され、グレリンと命名された。「グレ」とは「成長」を意味する。その由来は、脳からでる体を大きくするための成長ホルモンに影響しており、その成長ホルモンの分泌を促すことに繋がっているからだ。当然、グレリン分泌は子供の頃では活発である。そして加齢と共に減るようだ。お腹がすいて仕方がなかった子供の頃の記憶に戻りたくなる。幸いにも、漢方薬の成分の中に、グレリンの分泌を促す作用を持つものがあることがわかってきた。昔から、食欲不振を改善させる代表薬として、君臨してきた。グレリンを機に、科学的に証明され、今後の研究も期待されるところだ。

ところで、二〇一七年度のノーベル医学生理学賞は、体内時計の遺伝子メカニズムに関するものだった。遺伝子レベルにおいても、体の各細胞自身が、地球の自転に合わせて、約二十四時間の時刻を刻んでいるという。体内時計に関しては、脳にある大元の柱時計が、末梢の個々の小時計に同じ時刻を打つようにと、指令を送っていることも解った。しかも、視床下部にある摂食中枢に近い場所に、この柱時計は存在している。これは偶然なことではなく、一日のリズムの中で、食事をとる時間が、食欲に影響を及ぼしていることを意味している。今までは、腹時計があると信じて、お腹をポンポンと叩いていたが、これからは大時計がある頭を、なでてやった方が良いのかもしれない。

さて、現実的に食欲不振があれば、「胃が悪い」と、胃ばかりを心配する方が圧倒的に多いだろう。そこで、胃に関する最近の話題としては、ピロリ菌感染がある。半数以上の高齢者が、既にピロリ菌を保菌し、慢性胃炎になっているという。そして、胃癌もピロリ菌感染が関与していることも解ってきた。それ故、元気な胃を取り戻したいなら、居座っているピロリ菌を、まずは除菌しなければならない。そして除菌できた後も、胃癌の早期発見のために、定期的な胃カメラは受け、心の不安を常に解消しておくことをお勧めする。

また、食欲不振はその裏に隠れた軽い吐き気が存在していることと関係があるかもしれない。胃以外の内臓の病気でも、吐き気を伴えば、当然食べたくなくなる。消化器管だけでなく、心臓病でも泌尿器の病気でも、悲鳴を上げるような信号が神経を介して、脳の延髄という場所にある嘔吐中枢に伝えられると、吐き気や嘔吐を催す。

逆に胃などの内臓が悪くなくても、脳の嘔吐中枢や摂食中枢からの異常なシグナルが、神経を介して内臓の方へ下ることもある。その信号が胃などの消化管などに影響し、食欲不振を起こす。例えば、乗り物酔いの時とか、悩み事やストレスなどで気分が落ち込んだ時などが、よい例であろう。楽しい行楽の道中で、もしも乗物酔いになれば、吐き気でしばらく食欲がなくなった経験は、誰しもあるだろう。このように、食欲に関して脳と胃などの内臓との間には、密接なネットワークがある。

ところで一見、健康そうなご高齢な方でも、食が細い方がいる。同様に、一日の水分量が日頃、十分に足りていなくとも、平気そうな方も多い。しかし、早く気がつけば、ひどい病いにならなくて済むような、そんな未病の場合もあるだろう。咽《のど》の渇きを制御する中枢も、摂食中枢と同じ視床下部に存在している。この渇中枢は加齢と共に鈍くなるようだ。従って油断すれば、容易に隠れ脱水症になりやすい。脱水症がさらにひどくなると、時には吐気や食欲不振という症状として現れることもある。

また、自分では気がついていない軽い嚥下障害の存在にも、注意することが大切だ。嚥下障害の初期サインは、食事や飲水の際にむせが目立つことであった。飲み込みが悪いと、徐々に食事時間が延長してくる。食事に時間がかかり過ぎると、食事の後半になるに連れ、疲れやすくなり、ペースが鈍くなり、食欲も落ちてくる。嚥下筋の疲労により、食事の後半でむせがでれば、なおさらである。また、一度でもひどいむせを経験した人なら、怖くなり、最初から時間のかかるペース配分の食事になるかもしれない。高齢者ではとくに歯も悪く、噛み砕いて、飲みこみやすい食塊にするにも時間がかかる。こうした経験や実態から、気分的にも徐々に食事が楽しめなくなる。結果、食事が中途半端に終わり、カロリーも十分に取れなくなることもあろう。しばらくそのままやり過ごすと、体重も徐々に減少し、筋力や体力自身も次第に低下してくる。嚥下障害がある方の食欲低下には、このような時間経過での悪循環の背景も見逃せない。

以上のように食欲不振は、胃だけの単純な問題と考えず、複雑に絡み合う脳の関与も大きいことを知っておいてほしい。医学の進歩によって、食べれなくなる前の予防も含めて、食欲不振への対策やその治療方法など、解決すべきメニューは整いつつある。未病への備えあれば、病いへの憂いなしということもある。脳が関わる飲み込む機能という問題はもちろんのこと、ストレスや不安などの心のつかえなどの別の脳が関わる食欲低下も絡み合っていることも、決してまれではない。最近、秋雨続きで憂鬱になりやすい。この先、せめて心の中だけでも、晴れやかな秋空にしたいものである。

おっと、その手が危ない

インフルエンザを心配し、マスクをする方を多く見かける季節になった。インフルエンザの流行期は、十二月初旬から三月初め頃である。この時期は越冬のため、北方からカモなどの渡り鳥が、インフルエンザを持って飛来し、各地に定着する。カモたちは腸の中にヒトに罹り易いウイルスを保有しているが、発病はしない。野鳥たちがまき散す糞から、未知の経路を経て、最終的に飛沫感染などで、まずは少数の人へ感染すると思われる。

一旦、ヒトにうつれば、あとは爆発的に人から人へと広がる。インフルエンザウイルスは人や鳥に限らず、ブタなど動物の体内をも自由に往来する。種を超えて感染すれば、ブタなどの体内で融合し、ウイルスが形を変えて変異することもある。もしも今までにないようなヒト新型インフルエンザへ変異したら、大変な脅威となる。仮にもそんなことが起きたら、大半の人は免疫がないのでパンデミック（大流行）を引き起こす。

インフルエンザ感染は、過去にも何度か大流行があった。その中で約百年前の「スペインかぜ」がある。当時は、抗ウイルス薬や抗生剤もない時代だ。なんと、世界中で四千万人以上もの死者が出たと言われる。後の調査から、その死亡原因はインフルエンザウイルス自身ではなかったようである。インフルエンザ感染後、二次的に起きた肺炎球菌などの肺炎が原因で、多くの高齢者が亡くなった言われている。この事実が、大いなる教訓を与えてくれた。

今では、インフルエンザ予防注射だけでなく、その前に肺炎球菌ワクチン注射も受けておくことが推奨されているというわけだ。テレビＣＭでも「六十五歳過ぎたら、肺炎予防を」と啓蒙されている。特に心臓病、腎臓病、慢性肺疾患などの持病を持つ高齢者では、強く推奨される。肺炎により、これらの持病を悪化させないためだ。そして、過去の教訓から、インフルエンザ感染後の細菌性肺炎の合併を減らすためでもある。

しかし、なぜインフルエンザ後に、細菌性肺炎を起こし易いのか。その理由は、インフルエンザにより気管や気管支の繊毛が損傷されるからだ。健康なら、気管内へ侵入した細菌も、繊毛のおかげで喉《のど》まで送り返し、痰として排泄できる。もしも繊毛の損傷が起きれば、奥にある肺胞まで細菌の侵入を許してしまい、肺炎を起こしやすくなる。

しかし、どこから、なぜ細菌は簡単に気管へ侵入できるのだろうか。重要なことは、高齢者などにありがちな誤嚥の存在だ。我々は夜間の睡眠中、気がつかずに、唾液などを誤嚥していることがあると解ってきた。それでも、一見、健康そうで発病せずにいるのは、繊毛や咳反射などの防御システムや細菌に対する免疫があるからだ。

そもそも肺炎球菌などの細菌は、どこからやって来るのだろうか。まず、肺炎球菌は小児の急性中耳炎の代表的な菌でもあることを知っていただきたい。子供たちは、集団で過ごす保育園や幼稚園の場などで、肺炎球菌感染を互いにもらい合うことが多い。一部の小児では無症状のままで、咽《のど》の奥で肺炎球菌を保菌しているとまで言われる。集団の子供同士で細菌を移し合う、その感染経路は、手指を介して鼻を触るからだと考えられる。この点で、小さいお孫さんをもつ家庭では、同居で暮らす高齢者が肺炎球菌の感染をもらいやすいことに注意してもらいたい。

また、帰宅後の手洗いはインフルエンザなどの感染予防として、あたり前のように言われる。しかし、「手洗いの真の意味は」とあえて尋ねると、戸惑う方が多い。混雑する電車やバスで、高校生などを観察してみてほしい。おしゃべりしながら、無意識に手で鼻の周りを触っている状況を見かけるだろう。その手には、インフルエンザウイルスや肺炎球菌などの粒子が付着しているかも知れない。そして、鼻孔周囲の皮膚に一時的に着地させてしまうかもしれない。その後、乾燥して舞いあがり、直接、鼻から吸い込むこともあろう。また鼻粘膜に直接付着すれば、繊毛の働きにより、数十秒後には鼻の奥の上咽頭という場所へ行き着く。上咽頭は、インフルエンザウイルスが最初に増殖する場所だ。ウイルスが野球の球だとすれば、上咽頭粘膜には、その球を受け取るグローブのようなものが存在する。そこで球をキャッチすれば、感染が成立する。そして、二一三日の潜伏期間を経て、症状が出る。そうなると、鼻から綿棒を入れ、迅速《じんそく》検査を行うことになる。こうした手指を介した、鼻からの間接的な飛沫感染や直接感染が多いことに、注意を向けて欲しい。特に、受験生では手洗いの徹底だけでなく、マスクそのものを触るその手にも、注意してほしい。

さらに、肺炎をおこす別の感染経路として、日本人に多い副鼻腔《ふくびくう》炎の存在も挙げておこう。副鼻腔炎とは、鼻腔の脇にある空洞に、細菌が入り込んだ炎症だ。最初は、急性の副鼻腔炎であり、治療が不十分で放置すれば、慢性化する。「風邪が治らない」と訴える人の中には、副鼻腔炎を起こしていることが多い。急性副鼻腔炎の代表的な細菌も肺炎球菌だ。中耳炎も副鼻腔炎も、肺炎や気管支炎と同じく呼吸器系の病気である。従って、関連性が深いのも当然のことである。

副鼻腔という器に細菌を貯め、横になって睡眠すれば、重力で、中にある膿がこぼれて咽《のど》まで落下する。睡眠中は咳反射も鈍く、若い人でも場合により、少量の細菌を気管に誤嚥してしまうかもしれない。高齢者では、背景に隠れた嚥下障害や咽頭粘膜の知覚センサーの衰えもあったりするため、余計に誤嚥しやすい。高齢者は若い人より誤嚥しやすい不利な条件を持ち合わせている。

これから先の季節、避けられる感染症はできるだけ予防し、一旦、起こしてしまった副鼻腔炎などの感染症は、早めに完治しておきたい。打つ手は沢山ある。備えあれば憂いなしだ。

モチモチ食感に集中を

戌年の新年を迎えたが、歩く動作が鈍ってきた我が家の老犬も、食事の時だけは若い時に劣らず、早食いである。好物の肉となれば、噛まずに丸呑みし、時にむせたりもする。こちらが忖度して、うまそうな少し暖かい肉を差し出すと、たとえ好物であっても、しばらく敬遠する。猫舌というが、犬も暖かいものが苦手のようだ。人だけが暖かいものを好むように進化した動物なのかと、不思議に思う瞬間である。

さて今年の冬は、とくに寒波が強いように感じる。その分、暖かい料理で毎日、体を温めたいと思う。おでんに鍋物など、この時期にはうれしいものばかりだ。また、熱々の雑煮、きな粉餅やぜんざいなどの餅料理は、日本の伝統的な料理でもある。日頃、餅を食べない方も、この時期には、保存食として食べ続け、暫くは定番メニューとなりがちである。

介護施設でも、お正月の期間だけは、その雰囲気を味わってもらおうと、餅料理に一工夫しているところもあろう。しかし、祝い事の時期に、餅を誤嚥しては大騒動になる。それ故、餅の大きさや形を工夫したり、材料にうるち米でなく、小麦などを使う所もあると聞く。また、餅抜きのお雑煮を出す施設も一般的になってきた。

健康な方でも、噛み砕いた餅を最後に飲み込む瞬間は、少し気を遣う。厚生労働省の統計では、例年、約五千人が餅などの食物の誤嚥によって、重篤な窒息事故があったと報告されている。やはり多いのは一月の期間だ。しかも、九割近くの方が六十五歳以上であると報告されている。それ故、各自治体でも、高齢者に向けて餅の誤嚥の危険性について、毎年、注意喚起を促している。しかしながら、その誤嚥の事故件数は減っていないというのが現状だそうだ。

これくらいなら大丈夫と、昔のイメージで飲み込むと危険を伴うことがある。誤嚥しやすいのは餅以外にもある。パンやおにぎり、寿司など日本人にとって好まれる物ばかりだ。ちなみに米国ではホットドッグやハンバーガーなどだそうだ。糖質系は主食であるために、誤嚥の頻度も高い。さらに空腹だと、急いで塊を口に頬張りたくなる。当院での経験でも誤嚥による窒息事故は、施設入所している高齢者に多かった。餅以外にも肉や野菜の塊、ミカンの袋などがあった。

何故、高齢者に多いのか。歯がないなどの咀嚼《そしゃく》の問題が、従来からよく言われている。しかし、単純に歯や老化の問題だけでなく、そこには多くの因子の関与が潜んでいる。その中でも最も重要なことは、自覚しにくい嚥下障害の潜在であろう。初期の嚥下障害サインとして、「汁物がむせやすくなった」とか「食後に痰が増えた」などがある。しかし、「年をとると、誰しもあるだろう」と、あまり気にしないことも一般的だ。内視鏡による診察をすると、食道の入り口あたりに、本人は自覚症状のない唾液の貯留を認めることがある。嚥下障害初期の他覚的なサインの一つだ。

自分でも簡単にできる嚥下機能評価を紹介しておこう。男性では見つけやすい、顎の下にある「ノドボトケ（喉頭隆起《こうとうりゅうき》）」の位置をまず指で確認する。そこから数センチほど指を下にずらせば、別の突出した輪状の太い軟骨を触知するはずだ。そのまま指をそこに置いて「ごくん」と嚥下すると、その輪状の形をした軟骨は必ず上昇する。正常なら、置いた示指の幅を十分に乗り越えるほどの力強さで、素早く挙上する。「あれ弱いかな」と思われた方は、餅などの食物は避けた方が良いかもしれない。

さらに、口の中の知覚の問題を抱えていることもある。飲み込む動作（嚥下）も脳の機能なら、口の中の食物の食感をしっかりと認知して、その状態を把握するのも脳の役割だ。それ故、認知症がある方では、早食いや丸呑みすることが多くなる。結果、誤嚥の頻度はさらに高まる。また、入れ歯などの人工物があったり、舌や歯の周りが不衛生でも口の中の知覚や触覚は低下してしまう。要するに、不利な条件が多い高齢者にとって、飲み込む動作の難易度が高い餅を食べる時には、かなりの集中が必要ということになる。

本来なら、食事中は、おしゃべりすることが楽しい時間だ。しかし高齢者にとって、口の中に食物が残っている間の会話は禁物だ。食事中に冗談を聞いて、笑った瞬間、次に誤嚥に繋がり、笑いごとでなくなることもある。一口ずつ、確実に飲み込むまでは、周囲の家族も気が散らないような環境配慮が必要である。なおさら誤嚥しやすい食材であれば、しっかりと咬み砕き、食べやすいサイズにするまで時間をかける。そして最後に飲み込むまでは、集中して食べてもらわないといけない。

年を重ねるに連れ、嚥下に関する能力も変化し、衰えてくる。高齢化の時代だからこそ、伝統的な食文化である、日本独特の嚥下しにくい食材と真剣に向き合う必要があろう。無理をせずに、食がのどを越せてこそ、健康的にまた一年が越せると考えても過言ではない。

フラッときたら飲み込みも

愛犬の笑顔を引き出したい時に、大好物の肉をディール（取引）に使うことがある。鼻先に差出し、「待て」をかけるとパブロフの条件反射のごとく流涎《りゅうえん》となる。犬たちは決して唾を飲み込もうとしない。ヒトだけが意図的に唾を飲み込むことができるのか、と思う瞬間である。

さて日頃から、犬などと共に散歩の運動習慣がある方でも、寒い時期には歩くなどの運動は避けてしまいがちになる。それよりも、熱い風呂や街中温泉などのサウナ風呂で体を温めるようなことを好まれるかもしれない。腰痛や関節痛などがあれば、なおさら風呂で血行を良くしたいと、温泉へ足を運ぶだろう。寒くて乾燥している時期では、思っている以上に自然と体から水分が奪われやすい。熱い風呂の後も、体感以上に、水分が失われてしまうこともある。そこでのどが渇くから、水分を飲むと思うが、実際には、少し余分に水分補給をすることを推奨したい。夏と同じく、脱水には注意を向けておきたい時期でもあるからだ。

寒い時期は、他の季節に比べて、脳卒中がより多く起きている。脱水という危険な条件以外にも、外気温と室内の寒暖差が急激な血圧変動をもたらすことも一つの要因となる。脳卒中の主な症状と言えば、片側の手足の麻痺がよく知られている。もしも、その麻痺症状があれば、誰でも脳梗塞ではないかと考え、放置はせず、直ちに救急車を呼ぶだろう。そして早期診断と治療が始まる。

しかし手足の麻痺は目立たず、飲み込みの悪さとめまいが主な症状である脳梗塞を知っている人は少ないと思う。即ち、ワーレンベルグ症候群と名前のつく、特殊な場所に起こる脳梗塞がある。しかも、珍しい脳梗塞ではないので紹介しておきたい。

その主たる病変の場所は、脳幹の延髄と呼ばれる場所であり、梗塞の範囲はとても小さい。そのため、頭部のCTやMRIなどの画像検査でも見逃されやすい。梗塞の範囲が小さくて、判別しにくい割に、嚥下障害の程度がひどいことも特徴の一つである。

発症時にはめまい、ふらつきや嘔吐などの症状の方が目立つ。そのため、唾でも嚥下してみない限り、「飲み込みが悪いかな」と、患者さん自身も気づくタイミングが遅れる。患者さんから嚥下困難の訴えが、もしも明確でなければ、医師側もその特殊な脳梗塞を見落としてしまうこともあるだろう。また、画像検査を行っても、場所的に判別しにくい脳梗塞だけに、早期治療に踏み切れないことさえある。ワーレンベルグ症候群の治療が遅れると、嚥下障害の後遺症でひどく悩まされることにも繋がる。

嚥下機能の回復が不十分な状態で、もしも経口摂取を無理に開始しようとすれば、誤嚥性肺炎を起こしやすくなる。そこで鼻から胃の中へ長い管の栄養チューブを入れ、しばらくは安全に流動食を送り込むことになる。鼻からのチューブ栄養の期間が長くなると、次の手段として、胃瘻を選択することもある。胃瘻の造設（一般的にペグという）とは、胃カメラで誘導しながら、みぞおちの皮膚に針で穴を開け、そのままお腹の壁を通って、胃の内腔まで針を貫通させる。その後は、外の皮膚と胃の内部の間を連絡する短いチューブを留置する。チューブ留置が安定するまで少し待って、そこから直に胃の中へ栄養を取り込む方法だ。

もちろん、片麻痺を伴うような一般的な脳卒中においても、大小の嚥下障害の問題を伴うことは多い。しかし、初回の大脳におきた脳卒中発作であれば、適切な嚥下訓練を行うことで、多くの場合、口から食べられるようになるまで回復が見込まれる。嚥下障害の程度の強さを比べると、ワーレンベルグ症候群の方がよりひどい。従って、リハビリの訓練期間も長くなり、嚥下障害の後遺症も残りやすい。しかしながら、その予防方法や早期治療の基本は、一般的な脳梗塞と何ら変わらない。

救急搬送されるひどいめまい患者さんには、日常的に多く遭遇する。その中で稀に、めまいと共に、強い嚥下障害も起こす特殊な脳梗塞が潜んでいる。ひどいめまい症状を感じたら、「唾がうまく飲み込めるか」まで意識し、確認動作をしてほしい。そこに気づけば、早期診断と治療開始への大きな手がかりとなる。早期治療は結果として、嚥下障害の後遺症を最小限にくい止める可能性に繋がる。私たちは毎日の食事で、何気なく食べ物を嚥下している。しかし、楽に飲みこめていることへの喜びは噛みしめてはいない。時には「飲み込む動作」を意識することも、いざという時の自己管理の一歩になるだろう。

鼻づまりの思わぬ影響

桜の開花予想が、ちらほらと聞かれるような頃になると、何となく気持ちが弾む。一方で国民病であるスギ花粉の本格飛散となり、いやな時期でもある。スギ花粉症の方にとっては、心理的に憂鬱な季節をもうしばらく過ごさなければならない。花粉症は春の訪れをまだまだ遠く感じさせるものだ。しかしながら、毎年のことなのに、鼻や目の痒みなどの症状がひどくなるまで花粉症治療に踏み切れない方も少なからずいる。そこで外来を訪れた患者さんへ、「来年は、早めに予防治療を開始しましょう」とアドバイスする。なぜなら、花粉の本格飛散前、厳寒の二月初め頃から、すでに抗アレルギー薬を服用されている方では、明らかに春になっても、症状は軽いからだ。

さらに二―三月は、花粉時期に一致してインフルエンザの流行期とも重なる。二〇一八年度は、典型的な症状を示さないインフルエンザB型感染を多く経験した。三月初め頃、「花粉症状がひどいので薬がほしい」と来院された方がいた。問診すると、「少し体がだるいが、花粉のせいだろう、熱はない」と言われる。体温を測ると、三十七度二分の微熱を認めた。念のために、インフルエンザ検査をしてみると、インフルエンザB型が陽性だった。これには本人自身も驚いていた。毎年の花粉症だけに、先入観という落とし穴にはまった事例であった。ある報告によれば、花粉症の方はインフルエンザ感染に、より罹りやすいと言われる。花粉を吸い込めば、鼻水が出やすくなる。ウイルスで汚染されているかもしれない手で、何気なく鼻の周りを触る機会がふえるためであろう。細菌感染である副鼻腔炎や気管支炎や肺炎などの合併も、花粉症の時期には、同じような感染経路が想定される。

二次的な弊害を及ぼす花粉症なので、花粉症を放置しておく手はない。花粉症状が出るまで待てば、いつまでも花粉を敵とみなし、アレルギーは悪化し続ける。翌年にも持ち越し、症状はより悪化する。そして鼻から花粉を侵入させないように、体は鼻閉によって対抗しようとする。結果、慢性化した鼻づまりで悩まされ続けることになるだろう。

ところで、この時期は「熟睡できない」と、経験的に感じている方は少なくないはずだ。花粉によって、鼻がつまりやすくなれば、熟睡を妨げるからだ。結果として、日中の眠気にも繋がる。もしも花粉症の薬を飲んでいたならば、逆にその薬の副作用ではないかと、思う人もいるかもしれない。確かに、抗アレルギー薬は眠気の副作用が多い。それは、主な効能である抗ヒスタミン作用のためだ。その作用は、脳に対して鎮静効果を持ち合わていることが多い。しかし、新しい花粉症薬の抗ヒスタミン作用は優秀である。脳に対する眠気の副作用は少なく、目や鼻症状の緩和効果は強い。やはり、花粉症自身が引き起こす鼻閉の問題に、眠気予防対策の目を向けておく必要があろう。

さらに鼻がつまると、「なんだか飲み込みにくいな」と感じたことがあるはずだ。そこで、簡単な摸擬体験をしてみることにしよう。鼻を軽くつまんで、そして唾を飲み込んでみる。やはり、なんとなく飲みにくい。もしも鼻づまりが続けば、自然に口で息をする習慣がついてしまう。次に鼻をつまんだ状態で、口を半開きにして、嚥下すればどうだろう。もっと飲み込みにくいと感じるはずだ。正常な嚥下をするための条件は、鼻で呼吸しつつ、口をしっかり閉じることが、大前提であることが理解できると思う。しかし同じような状態が、もしも睡眠中に起きたらどうだろう。私たちは睡眠中でも口の中の唾や分泌物、はたまた、鼻の中から落下してくる鼻汁（時には細菌も含む）までも、無意識に飲み込む動作をしている。花粉症などによって二次的な鼻閉がおこれば、正常な嚥下機能を妨げてしまう。まして潜在的に軽い嚥下障害があると言われる高齢者では、場合により睡眠中に誤嚥を引き起こすかもしれない。たかが鼻づまりと言えど、睡眠中におこる誤嚥の危険因子になるであろう。

新聞などの報道で、ご高齢の著名人が「肺炎で都内の病院へ入院」等のニュースをよく耳にする。「誤嚥性肺炎」とまでは詳しく報道されないが、思わぬ季節要因も加わり、嚥下障害が悪化して、肺炎が起きることは十分に考えられる。花粉の時期に、少しでも鼻づまりを感じたなら、鼻閉に対して花粉症の追加治療も必要となる。さらに、副鼻腔炎などの合併の可能性もあるかも知れず、早期に鼻閉に対する対策治療を開始してほしい。そうすることで、睡眠中に起きる気がつかない誤嚥の予防に繋がるかもしれない。

編集後記

二〇一九年度も、猛烈な夏が来て、この前まで曇り空続きで、さほど気温が上がりにくかった、適温の梅雨時期が懐かしく思われる。その頃には、梅雨明け宣言を早くと願っていたが、いざ明けてみるとやはり暑い。過ぎし六月の初め頃、隣町である四国に出かけ、とある花屋さんで、何とも言えない色合いの素敵な紫陽花を、偶然にみつけた。ダンスパーティーという粋な名前にも魅かれた。ついつい、二鉢ツインで買った。大きな鉢だったので、車の荷台に乗せる際、花屋の亭主が手伝ってくれた。その時につぶやいた何気ない亭主の言葉が、何とも意外な感じがして、とても心を動かされた。「この花が、海を渡って嫁ぐのはうれしいな」と。丹精込めて育てられた花なのだと直感した。確かに花は自分一人では、移動できない。しかし、それが気に入った人に出会い、その人の手によって、思わぬ場所へと移動する。今までそんなことを考えてもみなかったので、何かとても新鮮であった。そして、見事に季節の花として元気に咲き続けてくれ、長雨の時期を和ませてくれた。そんなダンスパーティーにおける踊り子たちも、そろそろ鉢と言う舞台から、本来の地元に帰省させてやらねばならない頃のようである。来年も、鮮やかな衣装をまとって、楽しまさせてくれるだろうことを信じつつ、大事に育てていきたい。

二〇一九年八月

著者紹介

松尾　隆晶（まつお　たかあき）

1955年、岡山県生まれ。

1980年、山口大学医学部卒業後、山口大学医学部耳鼻咽喉科教室に所属。

1986年、同大学にて医学博士号を取得。

その後、同大学の耳鼻咽喉科講師を経て、現職の社会医療法人岡村一心堂病院耳鼻咽喉科部長として勤務を続けている。

1990年から2000年まで川崎医療福祉大学感覚矯正科言語聴覚専攻講座の非常勤講師を兼務。

国際学会活動としてめまい研究で世界的に有名な国際バラニー学会やヨーロッパで権威のある国際音声言語医学会（IALP）などの経歴をもつ。

1991年、豪州メルボルン大学耳鼻科でクラーク教授在任中、人工内耳研修の経験などもある。

専門分野として、大学在籍中では特に臨床的なめまいをテーマとした研究を続け、現在でもライフワークの一環である。大学退職後は小児の言語発達遅滞や高齢者の嚥下障害など脳神経学や神経耳科学などの領域へ専門性を広げている。最近では生活習慣病とされる睡眠障害、特に閉塞型睡眠時無呼吸症に精通し、睡眠学の分野にまで踏み込んでいる。

社会活動としては2005年、地域貢献として岡山県地域功労賞を受賞。

社会福祉法人福実会の評議員を歴任。

一般読者向けの分担執筆著書として「耳鳴り・難聴を治す本」（マキノ出版）、健康雑誌としてのわかさ（わかさ出版）、夢21（わかさ出版）などがある。

待合室のミニカルテ

2019年11月30日　初版第１刷発行

著　者　　松尾　隆晶

発行所　　株式会社美巧社

〒760-0063香川県高松市多賀町1-8-10

電話 087-833-5811

表紙デザイン　有限会社グラフィックパル

印刷・製本　株式会社美巧社

ISBN 978-4-86387-109-0 C0047

定価は表紙カバーに記載しております。